一本堂行余医言

巻之五

癎とその周辺

香川修庵
〈著〉
濱田秀伯
〈監修〉
上宇都ゆりほ・岩熊麻由美
〈訳〉

創元社

はじめに

江戸時代における香川修庵（一六八三〜一七五五）の漢方医学書『一本堂行余医言《いっぽんどうこうよいげん》』は、修庵の没後、文化四年（一八〇七）に版元の平安書肆《へいあんしょし》より上梓され、文泉堂、星文堂、文暁堂の三店から全三十巻の予定で出版されたが、実際は二十二巻までが刊行され、二十三巻以降は未刊になったと考えられている。

修庵は自序に、自分の死後も門弟が医学を究めるために参考にしてほしいと記している。ここには門弟への教科書として執筆した意図が窺えるが、医学全書としての構想から、より広い読者層を想定したものであったと思われる。書名の「行余」とは実践躬行《きゅうこう》の余力のことで、「行余医言」とは、臨床診療に基づいて導き出された医学理論という意味である。したがって、臨床診療を重視し、そこから理論が導かれるという修庵の医学に対する姿勢が書名にも明確に反映されている。

巻之五は、癇《かん》を中心に、これに関連する癲《てん》、狂《きょう》、癡騃《ちがい》、体軟《たいなん》、不食《ふしょく》、不大便《ふだいべん》、不寐《ふび》、悸《き》と、字義を解説する附《つけたり》・字弁《じべん》の項目からなっている。ここには今日の精神病、神経症、知的障害、摂食症などさまざまな精神障害の臨床像や治療経過が、多数の症例に基づいて具体的、緻密に記述されており、世界の精神医学史からみて極めて優れた医療記録であるとともに、修庵の天才的な臨床能力が最もよく発揮された巻でもある。

本書は巻之五を現代語に全訳し、注釈を付したものである。訳読には平安書肆の版本を底本とし、同じ版本で修琴堂《しゅうきんどう》蔵書の大塚敬節、矢数道明編『近世漢方医学集成六十五　香川修庵（一）』（名著出版、一九八二）を随時参照した。私たちは本書によって、これまでごく一部の研究者にしか知られていなかった修庵の思想を現代に復活させることで、精神科医ばかりでなく、漢方、東洋医学に関心をもつすべての医療関係者の教養と臨床を深める一助になることを願っている。さらに、少なくとも精神医学の領域において、当時世界最高水準に達していた江戸医学へのオマージュとしたい。

二〇一九年六月
訳者一同

一本堂行余医言　巻之五　癇とその周辺

もくじ

第七章　体軟《たいなん》　八四
第八章　不食《ふしょく》　九一
第九章　不大便《ふだいべん》　一〇一
第十章　不寐《ふび》　一〇四
第十一章　悸《き》　一〇七
第十二章　附《つけたり》・字弁《じべん》　一一三
解説　一一八
あとがき　一三八
索引　一四〇

一本堂行余医言　巻之五　癎とその周辺

第一章

癇《かん》（一）

癇《かん》とは、驚《きょう》・癲《てん》・狂《きょう》の総称であり（二）、全体が表している病像は大変に広い（三）。癇と診断する症候とは、憂い、怒り、悲しみ、そぐわない笑いなどで、人と会い目が合うことを嫌い、周囲から一人離れて、好んで暗い場所や奥まった部屋に引きこもる。ある者は憂愁に沈み、歓びを失い、何ごとにも興味を示さない。ある者は、人が自分の欠点を非難すると疑い、ことあるごとに人を羨んで憎み、考えがまとまらない。ある者は、生活の糧がないことを憂い嘆く。頻繁にかんしゃくを起こし、怒りが収まると続いて泣き始め、独り言を言いながらつい涙を流

（一）原文のタイトル下に何閒、切音《せついん》は「かん」なり、と記述されている。切音は切韻《せついん》のことで、反切《はんせつ》とも言い、漢字の字音の表記を頭子音（父字）と韻の同じ字（母字）で表記する方法。すなわち、「何（k）閒（am）」で「kam」と読むという解説。「癇」の症候を解説する前に、読み方を提示したもの。

（二）精神疾患が形を成してくる過程はヨーロッパでも同じである。精神疾患はまず症候の記載で始まり、臨床が広く深まるなかで、複数の症候がじつは一つの病気の異なる表現ではないかとの結論に到達する。

（三）脳内の電気活動異常であるてんかんを昔は癲癇と記述していた。古代ギリシャでは神や霊的なものが引き起こす神聖病と呼ばれたが、ヒポクラテスは自然現象とみていた。古代ローマでは、市民集会でてんかん発作を起こす人が出ると票読みができず散会したので集会病と呼ばれた。

す者もいる。ある者は、気が滅入り心が落ち込んで、うずくまりそうになるほどである。[四]ある者は、世の思惑を怖がり、大勢の評価を気にして、人と接することを、まるで薄氷を踏むかのように、あるいは深淵を覗き込むかのように恐れる。[五]また臆病で、死亡、刑死、大怪我、災難の話を耳にするだけで、すぐに冷汗を流し、腋窩や背中に発汗する者もいる。[六]ある者は、のぼせて動悸が激しく、時にはめまいを起こす。ある者は、高山に登ること、崩れた岸を歩くこと、板橋を渡ること、石門を見上げることを恐れる。人に付き添ってもらわないと、一人で外出できない者もいる。睡眠や食欲は普通であるが、外出を恐れ生涯家から外に出ない者もいる。[七]

ある者は、金属や石の触れ合う音、土器や陶器の割れる音、川の流れや木々が風にそよぐ音、人の話し声や動物の鳴き声が少しでも大きいと、とたんにびくっと恐れて飛び上がらんばかりになる。[八]手足が冷え、冷汗が滲み、心楽しまずいっそ死にたいと願う者もある。ある者は、誰かが自分を捕らえにくると思い込み、逃げてどこかに隠れようとするが、ただひたすら、もう逃げる時間もないと思い巡らしてばか

(四) うつ病、統合失調症などが含まれているらしい。

(五) 対人恐怖、社交恐怖とみられる。

(六) 不安症、パニック症のようである。

(七) 高所恐怖、広場恐怖などであろう。

(八) 精神病の初期には、典型的な症候が出現する前に、こうした感覚過敏、知覚変容がよくみられる。

りいる。(九)夜はまったく寝つかれない。たまに眠ったとしても、さまざまな悪夢にうなされて熟睡できない。ある者は、大言壮語して自画自賛する。(一〇)ある者が、不潔を嫌って手足をしきりに洗い清める様子は、まるでかの何佟之《かとうし》(一一)が過度に水にこだわったようでも、かの倪元鎮《げいげんじん》(一二)が潔癖であったようでもある。

ある患者は、遠い将来のことをあれこれ思い悩み、疑い深くためらって物事を決められず、何事も繰り返し考え直して思い悩んでいる。(一三)あたかも同じ考えが反復しているようであるが、結局まとまらず決断できない。いつも十分に心配し足りないのではないか、と悩む者もある。すでに出来上がったものを、再三再四改作しても、さらに何度もやり直す者もいる。過去の過ちに自分を責め、苦しみ悶えて嘆き続ける者もいる。ある者は、独り言を言いながら虚空に字を書き、(一四)まるで自分をなくしてしまったかのように見える。起きてから寝るまで孤独の中にいて、過去を回想し、将来に思い巡らし、一日中何も言わず、憂い悩んで心の安らぐことがない者もいる。これに似た症候は百千とあり、とても数え上げることができない。しかし、これらのほぼすべ

(九) 被害妄想、追跡妄想であろう。

(一〇) 躁状態の誇大妄想であろう。

(一一) 梁《りょう》、灊《せん》の官僚、学者。字は士威。四四九〜五〇三。斉《せい》の建武年間（四九四〜四九七）に鎮北記室参軍となり、国の命運を左右する人物として皆に敬われたという。その後、梁《りょう》（五〇二〜五五六）に入って尚書左丞《しょうしょさじょう》となる。

(一二) 元無錫《むしゃく》の画人、文人。名は瓚。一三〇一〜一三七四。字は元鎮《げんちん》（元映《げんえい》、元珽《げんてい》とも）。号は雲林居士（雲林散人）。山水画や漢詩に秀でて著書に『清閟閣集《せいひかくしゅう》』。

(一三) うつ病では過去の後悔が多く、まだ到来していない将来を案じるのは統合失調症圏の患者に多い。わが国ではアンテ・フェストゥム構造（木村敏）などという。ドイツの哲学者ハイデガーは、人間は自己を時間化して生きるので、本来的時間性は未来から到来するという。統合失調症を人間の時間性の破綻とみることもできる。

(一四) 独語は幻覚の表現の一つで、フランスでは言語性精神運動幻覚という。幻聴は考えを声に変換する確認行為（考想化声）で

ては、癇という一つの病気に含まれる疾候形態に過ぎない。また、他のいろいろな病気の中にも、癇の症候を示す患者がいる。

また、他の病気がまだ完治しないうちに、しだいに虚ろになり、突然に大癇《だいかん》を発症する患者がある。このような場合の多くは救うことができない。また妊娠中に癇を生じるものを、妊癇《にんかん》と名づけている。軽い場合は治すことができるが、重症者は必ず死に至る。産後に起こる場合にも同じことが当てはまる。(一五) この病気がだんだん進むと、転倒して意識不明（顚倒昏塞《てんとうこんさい》）となり、人事不省《じんじふせい》に陥る。そこで、これを癲《てん》と呼ぶのである。また病気が発症して終末期には、ふらついて倒れる患者もいる。したがって、「癇」とは病気の総称であり、「癲」もまた新旧、症候の軽重を問わず、この病名で呼ばれている。両者の違いはただ、「癇」のほうが病状の進行が緩やかであるために、異なる病名がつけられているに過ぎない。

「癲」は転んだり、つまずいたりすることが、その呼称の起源とされる。「驚」と「狂」の名称は、発症時に怖れおののいているか、狂躁《きょうそう》状態にあるかの違いに過ぎず、原因はいずれも同一である。そこで精密かつ

もあり、字を書いて確認する場合は考想化書という。

（一五）軽いものはマタニティ・ブルーズ、重い場合は産褥精神病であろう。

詳細に観察して診断するために、各々の異なる症候を列挙してみよう。

　癲癇の初発時には、食物が胃腸に滞って気がふさぐ患者、体内に過剰な水液が滞るために気がふさぐ患者、体外からの病邪により皮膚表層を閉ざすために気が内に籠もってふさぐ患者がいる。部屋にいて家事をしても、体が疲れて衰弱し、気の流れが停滞する。[一六] あれこれ考えすぎては、ひどく気が滅入ってしまう。早歩きで遠くまで行き、腹中の癥《ちょう》[一七]がうごめいているという。何か怪しげなものを見たり、奇妙な音が聞こえたりして驚き、怖れおののく。心に憎しみの感情が湧き上がる患者がいる。急にそれまでと違った様子になり、思いとは反対のことを突発的にしてしまう。悲哀に暮れ、憂愁に沈み、怒り憤り、恨み憎むことがある。すさまじい大声を周囲にとどろかせ、体を折り曲げてしゃがみこんでは起きあがろうとし（催拆《さいたく》）、最後には突然に倒れて気を失う（運倒昏迷《うんとうこんめい》）。人事不省となり、じっと一点を見つめて泡を吹き、大声で何かを叫んで手足をばたばた動かし、口から涎《せん(よだれ)》を垂らし目から涙を流す。手足を強く曲げ、歯を食いしばり、目を見開いたままになる場合もある。また口や眼が一方に偏り、頭を揺すって体を震わ

（一六）師である後藤艮山《こんざん》の「一気留滞説」の影響がみられる。

（一七）腹中のしこり。固く手に触れることができる。

せ、呼吸音が聞こえず、口を開いたまま体からぐったりと力が抜け、ほとんど死人のようになる者もいる。しばらくして腹中のしこりが消退すると、気が元に戻り、まるで急に夢から覚めたようになる。発病時にこのような症候が起こらなかった者のなかには、気を失って覚醒した後に煩悶して苦しむ者がいる。覚醒後二、三日あるいは四、五日の間、周囲の様子を理解できない患者もいる。重篤になると、目は開けているものの、一言も言葉を発せず、飲食もしないで数日から十日余りが過ぎ、体を動かすことなく、まるで死人のようである。軽症の場合には、ただ気を自分の内に閉じこめ、まるで眠って夢を見ているようであるが、しばらくすると転倒することなく正気に戻る。発病に先だって、心窩部には必ず灼熱感（苦心懊悩《くしんおうのう》）があり、苦悩が消え去ることはない。一方、発病前にまったく異変がみられない者もいる。発病前に苦しみうめき、大声で叫び続けるあまりに声が出なくなり、咳ではないが、まるで咳をするような音を立てる患者もいる。

世間ではしばしば、水を見て発病した、火を見て発病した、人が大勢集まり騒いでいるのを見て発病した、などと言われている。しかし、必ずしもすべてがそうであるとは限らない。たいていは水の流れほとばしるさま、火の勢いよく燃え盛るさま、あるいは大勢の人でにぎわう繁華な場所に居合わせ、ひとたびそうした騒がしいさまを見ると、癇の患者は不安におののき驚き恐れて、内にある気を動き回らせてしまうので、それが原因で腹中のしこりが逆上して発病するのである。出会った見知らぬ人を怪物と見誤ったこと、世の転変を聞いたことをきっかけに発病する者もいる。人が血を流しているのを見たり、自分の出血を見て発病する者もこれと同様である。癲癇になる根本の原因は、すべて腹裏に存在するしこりである。そのしこりが上ってきて心を傷めるのである。[一八]すると心気は狭く縮こまり、詰まり塞がってしまうので、その後にさまざまな癇の症候が現れる。

　症候は複雑多岐にわたっており、病態も一つにはまとめられない。したがって癇と診断できる基準は、脈が平常に近いかどうかにある。もし脈がないなら死んでいることになる。脈に高低がないかのような患者がいるが、これは絶脈ではなく、脈がごく低くなり、ないかのように感じられる患者なのである。病勢がしだいに緩やかになるにつれ

（一八）修庵の病因論。精神病は周囲の状況から発病するのではなく、不安が体内の気を動かし、腹中のしこりを上昇させることによるとみている。気を鎮め、しこりを下降させるために、滝に打たれるなどの瀑布泉《ばくふせん》療法《りょうほう》、灌水法《かんすいほう》を考案した。ほぼ同時代のピネル、エスキロールも精神病の原因は腹腔にあると考えていた。精神病の原因を脳に求めたのは一八二〇年ジョルジェを待たねばならない。

て、脈もかすかに打ち始める。この症候を絶脈と誤診してはならない。

後世方《ごせいほう》派のなかには、痰《たん》(一九)が心竅《しんきょう》(二〇)に迷い込むなどという説があるが、これは非常に疑わしい。心臓は言うまでもなく隔膜の上にある。膜一層に隔てられている状態は、あたかも建物の上下階に喩えられるように無関係であることが、過去には知られていなかった。彼らの言う「上焦《じょうしょう》は霧のごとし」とは、心肺が気を全身に行き渡らせる作用を指し、気だけが通り抜けられても、形のある物体は膈膜の上まで至ることはできない。食道の上は咽に始まり、下は胃に至る。その間は、水や食物が流れ下る通路となって結ばれている。これ以外に通路はないので、どうして他の物体が膈膜の上まで至ることができよう。症候が腹部の癥《ちょう》や疝《せん》(二一)の形をとるのも、ただ気が逆上したに過ぎない。痰はもとより有形物である。まして、その上ねばねばして、浸み込んで流れるものではないから、どうして心臓の左右にまで到達することができよう。この理由から、痰が心臓を塞ぐという説はまったく取るに足らない。もし書物に、心肺の作用で痰が生成するなどと記されてあるなら、ますますでたらめである。たとえ心肺の作用により体内で痰が生

(一九) 現在のように気管から出る喀痰を指すのではなく、気に従って昇降する水液を痰濁と捉えたもの。体内を巡る水液は肺や脾と関わりが深いと考えられたので、痰はある種の疾病の原因とみなされていた。

(二〇) 心神の通路。古人は心は神を蔵するとして、心竅《しんきょう》が通れば神志が明らかになり、ここを邪が閉すれば神昏癲狂《しんこんてんきょう》に陥ると考えた。

(二一) 腹部や腰などのひきつり。

成するとしても、すでに痰になっているのであるから、ねばねばして内臓壁の肌理《きめ》には浸透できない。食道と胃は、言うまでもなく呑んだり吐いたりするための通路である。一つの通路として貫通しており、別の通路などはない。吐くのは胃から出る痰だけで、心臓にからむねばねばした痰など、どの通路からも発生するわけがない。もしそうであるとすれば、癲の症候は絶対に治すことができない。心臓にからむ痰は通路に追い出されることはない。それなのに、どうしてこの説明が通じないのであろう。愚かなること甚だしい限りである。

明《みん》国の諸医の著作をひもとくと、朱震亨《しゅしんこう》(二二)はじめ、痰が心臓を塞ぐことが病因であると記述しているものは一つとしてない。そのような漢籍の名をことごとく掲げることは到底無理なほどである。王肯堂《おうこうどう》(二三)は、「邪気が腎の間に入ることによって症候が形成されると主張するような者は、ますますうがちすぎである」と述べている。彼の著作『証治準縄《しょうちじゅんじょう》』(二四)には、「さまざまな患者がいるが、すべて最初に涎が口の中に一杯になって塞いでしまい、五臓の気が動かなくなることが原因である」と記されている。これにより顚倒し、口から涎を流すのであ

(二二) 元の医学者。一二八一〜一三五八。字は彦修《えんしゅう》、号は丹渓《たんけい》。婺州義烏《むしゅうぎう》(現在の浙江省金華市義烏《せっこうしょうきんかしぎう》)の人。「陽は常に余りあり、陰は常に不足す」という考え方に基づく相火論《そうかろん》を主張し、疾病の原機を相火の妄動《もうどう》に求めた。著書に『格致余論《かくちよろん》』『丹渓心法《たんけいしんぽう》』『局方発揮《きょくほうはっき》』『傷寒弁疑《しょうかんべんぎ》』など。

(二三) 明《みん》の医学者。一五四九〜一六一三。字を宇泰《うたい》・損仲《そんちゅう》・損療《そんあん》など、号は念西居士《ねんさいこじ》。江蘇金壇《こうそきんたん》(現在の江蘇省常州市《こうそしょうじょうしゅうし》)の人。医学書の通覧と自らの臨床経験により、医術の方法論を記した『証治準縄《しょうちじゅんじょう》』四十四巻を編纂。医薬方剤を合わせて論じた『郁岡斎《いくこうさい》筆塵《ひつじん》』の他、医書以外にも『尚書要旨《しょうしょようし》』『論語義府《ろんごぎふ》』『律例箋解《りつれいせんかい》』など多方面の著書がある。

(二四) 王肯堂著。一六〇二〜一六〇八年成立。四十四巻。雑病《ざつびょう》・類方《るいほう》・傷寒《しょうかん》・瘍医《ようい》・幼科《ようか》・女科《じょか》の六科について弁証と治方を記した。『六科準縄』ともいう。

る。口から涎を流すのは、以前から胸内に涎をたくわえていた患者だけであるなどと、どうして知ることができるだろうか。たいてい癲癇でのぼせを生ずるのは、気が逆上するのである。腎の中にある陰火が亢進して心臓の動悸が激しくなってのぼせ（陰火上逆《いんかじょうぎゃく》、陰虚火《いんきょか》、陰虚火《いんきょか》動《どう》など）、肝もそれにつられることによって、搐搦《ちくでき》（二五）が起こる。ひきつけを起こすと、全身の脂液が圧迫されて上昇し、気の逆上によって涎が口から吐き出されるのである。後世方派によるその他の説もすべて似たようなもので、どれも最後までこじつけを免れない。

狂の初発時に症候は非常に多い。ある患者は、何事も疑い、話や行動を決められない。猜疑心のあまり、人を恐れ拒否する者がいる。夜眠れず、過去を回想し、将来を推量する者がいる。ある患者は、終夜眠らないまま、よりどころのないことを考えて思いにふける（妄想沈《もうそうちん》思《し》）。過剰に清潔を好んで、手足を洗い清掃する者（二六）がいる。眼が常に血走っている者、人を白目で睨む者、黒目で眼光鋭い患者もいる。

ある患者は、自分をひどく卑下し欠点をあげつらうが（二七）、逆に傲り高ぶって自分の才能を実際以上とみなす患者もいる。他人が自分の欠点

（二五）ひきつけ。目を見張り、手足がすくみ、手を固く握りしめる。

（二六）不潔恐怖による強迫行為（洗浄強迫）であろう。

（二七）自責はうつ病によくみられるが、統合失調症の初期にも自己評価が低くなる。

を非難することを甚だしく心配し、考える必要のないことを深く考え、恐れる必要のないことに恐れおののき、憂える必要のないことを憂え悲しみ、心が沈んで楽しまず死のうとさえ思う者までいる。おどおどして気が小さく、慎しみ深さが度を超すような者もあり、誰かが自分を捕まえに来るとか、自分を殺しに来るなどと言うのである。理由もなく悲しんだり泣いたり、よく忘れるようになったり、一人笑い一人喜びをして、最後には急に狂乱状態を呈して正常心を失ってしまう。歌い笑い走りまわり、高所に上って垣根を越える患者もいる。自分を高貴な者、思慮深い者、聡明な者などと思い上がり、垣根を乗り越えて走り出し、屋根に上って歌ったりするが、どれも普通にはとても上れるような場所ではない。ある患者は、見えないものを見た、聞こえないものを聞いたと言う。見たものは、これまでの体験から得られたものではなく、聞いたものも、これまで習ったものとは違っている。独り言をつぶやき、人を避けて部屋に閉じこもり、終日一人で座っていたり、ひたすら一人で歩き続ける。(二八)また激怒して大声でわめきちらし、他人を思いやることがない。親しい人にも未知の人にも相手かまわず

(二八) チューリッヒのブロイラーは一九一一年に、自閉を内的生活の相対的、絶対的優位を伴う現実からの逃避と定義した。

罵《ののし》る。平時にないすさまじい力で衣服を破り器を投げる。着衣を脱ぎすてても寒さを感じない。ほとんど眠らず空腹を感じず、数日間何も食べない者、いつもの倍も痰を生じて嘔吐する者（飲痰《いんたん》）もいる（二九）。

ともすれば怪しい異変を見て発狂しそうな自覚があるので、いつも自分から言動を慎んでいる患者もいる。突然に発狂して二、三日あるいは四、五日経過すると、病気が一度収まって平常に戻るが、一か月ないし半年も経つと、再び以前と同様に狂う者がいる（三〇）。柔狂を発症した婦人がたまたま妊娠すると、妊娠中に狂の病態はなくなり正常人のようになるが（三一）、産後は再び発狂し妊娠前と同様の病態を示す者もいる。また普段は何の異変もないのに、とりわけ産後に必ず狂を発病する者もいる。とはいえ詳細にこれらを観察すると、つまるところ癇とおぼしき様相がどれにも含まれていると感じずにはいられない。だいたいにおいて、たけだけしい剛狂は治すことができるのに対し、おだやかな柔狂は治すことが難しい。また俗に狐憑《こひょう》（三二）と呼ばれている患者の様子を見ると、どれもみな狂の症候であって、野狐が災いを起こしているのではない。本物の狐憑は、百千人中せいぜい一人か二人、それ

（二九）身体の自己所属感の疎隔は身体意識離人感と呼ばれ、ドイツのウェルニッケが一八八一年に記載した。

（三〇）数日あるいは一か月以内に回復する精神病を、フランスでは急性錯乱、現代では短期精神病性障害という。

（三一）精神病患者が妊娠すると、症候はむしろ改善することが経験上知られている。胎児を守る母体の反応、免疫寛容などの理由が推測される。

（三二）狐憑き。憑依妄想の一種で、狐の霊が取り憑いたことが原因とされた。ヨーロッパに犬憑き、狼憑きはあるが狐憑きはほとんどない。門脇真枝「狐憑病新論」［一九〇二］。

もやはり癇の様相を帯びた患者に過ぎないのである。小児は狂の症候を示さない、というのは誤りである。まれに小児の狂はあるが、ごく少ない。(三三)

驚癇《きょうかん》は小児にとって命に関わる大病である。とりもなおさず、この症候が小児の癇の実体であるから、幼少時に驚癇を罹患した者は、成長後に癇を発病することが多い。大人にも同様の症候がある。驚悸、驚怖、驚恐と呼ばれているものは、どれも驚癇のことで婦人に大変多い。体力や気力の弱い男性にもよくみられる。すなわち、ことあるごとに非常に驚いて怖がるもので、前述した癇の症候と変わらない。

後世方派は、長く激しい動悸が続く怔忡《せいちゅう》について別の分類を立てている。またこれに驚きを欠き動悸が激しくなる心忪《しんしょう》という別名を与えているのも、癇に合併する症候を知らないからである。私見によると、驚とは驚駭《きょうがい》が外部に現れたものであり、悸《き》とはそれが内部の動きになったものである。悸とは怔忡、心忪のことである。元来これらは一つの病気であって、ただ発現の仕方が異なるだけである。また驚悸が原因で奔豚《ほんとん》(三四)になる患者がある。

(三三) 世界的に最も早く小児精神病の存在を記載したもので、イタリアのド・サンクティスによる最早発痴呆は一九〇五年、ヘラーの幼年痴呆は一九〇八年である。

(三四)『難経《なんぎょう》』五十六難によると、五臓の積の一つで腎の積のこと。腎臓の陰寒の気の上逆ないし肝経の気火の衝逆により、下腹部から胸腔、咽頭が痙攣し激しい苦痛に襲われる病。治療は温散寒邪《うんさんかんじゃ》あるいは清肝《せいかん》降逆《りゅうぎゃく》の法に基づいて桂枝加桂湯《けいしかけいとう》、茯苓桂枝甘草大棗湯《ぶくりょうけいしかんぞうたいそうとう》などが用いられた。

第二章

癲《てん》

癇《かん》とは、癲《てん》でも狂《きょう》でも驚《きょう》でもあるということは、外部に現れる症候は異なっていても、実はすべてが癇という一つの病気ということである。癲と狂、驚と狂、さらに癲・狂・驚を併発する患者がいる。古くから今日に至るまで、病気の名称は細部の違いから多くに分かれているが、癲もそれと同じである。

『霊枢《れいすう》』(一)の癲狂篇《てんきょうへん》には、「癲の初発時には、まず気持ちが楽しまず、頭が重く痛み、目は直視して充血する。さらに頻繁に発作が起きると、心が落ち着かない」と記述されている。また「癲の初発時には、口も

(一)『黄帝内経《こうていだいけい》霊枢』のこと。『黄帝内経』の一部であり、これに『素問(黄帝内経素問)』を合わせたものが『黄帝内経』。解説参照。

とが引きつり、泣いて涙を流しながら、息苦しく動悸がする」「癲の発作が始まると、まず体をこわばらせて反り返るので、背中が痛くなる」「癲を発症した者が、狂のようになると、治らず死に至る」とも記されている。

『素問《そもん》』(二)の長刺節論《ちょうしせつろん》には、「初発してから、年に一回発作が起こり、治らずに月に一回になり、さらに治らず月に四、五回の発作を起こすものを癲と呼ぶ」と記されている。通評虚実論《つうひょうきょじつろん》には、「癲とはどのような病気であるかというと、脈拍が力強く滑らかであれば長い経過を経て自然に治癒する。しかし脈拍が弱く、堅く、急である場合は治癒せず死に至る」と記されている。『霊枢』熱病篇《ねつびょうへん》、邪気臓府病形篇《じゃきぞうふびょうけいへん》、『素問』厥論《けつろん》などにも用語が見える。また腹中論《ふくちゅうろん》には瘨《てん》と表記されている。

巓疾《てんしつ》

『素問』によると、「人によっては生まれながらにして巓疾を病む者もいる。この病名は何というもので、いったいどのように罹患したのであろうか」という質問に対し、「この病は胎病というもので、患者が

(二)『黄帝内経素問』のこと。『霊枢』とともに『黄帝内経』の一部を成す。解説参照。

母体内にあったとき、母親に非常に驚くことが起こり、気が上ったまま下らず、同じく上逆した精気が併存した結果、子どもが巓疾を発病したのである」（奇病論）と記されている。陰陽類論《いんようるいろん》には、「悪口、わけのわからないことを口走り、行動がおかしくなり巓疾を患って狂になる」とある。（著至教論《ちょしきょうろん》、宝明五気篇《ほうめいごきへん》、四時刺逆従論《しじしぎゃくじゅうろん》、脈要精微論《みゃくようせいびろん》、方盛衰論《ほうせいすいろん》、玉機真蔵論《ぎょくきしんぞうろん》、気交変大論《きこうへんたいろん》、五常政大論《ごじょうせいたいろん》に用語が見える。）

胎病《たいびょう》

すでに上述した。

厥巓疾《けつてんしつ》

上記項目と同義（脈要精微論《みゃくようせいびろん》）。

顛疾《てんしつ》

上記項目と同義（五蔵生成篇《ごぞうせいせいへん》）。また『霊枢』にも用語が見える（邪《じゃ》気臓腑病形篇《きぞうふびょうけいへん》）。

骨癲疾《こってんしつ》

筋癲疾《きんてんしつ》

脈癲疾《みゃくてんしつ》

『霊枢』によると、「骨癲疾《こってんしつ》の患者は、顎、歯、兪穴《ゆけつ》、肌肉《きにく》のすべてに気が充満し、痩せて骨だけになり、汗を流して悶え苦しみ、嘔吐し多量の涎が体外に湧き出て、気が下りなければ治らない。筋癲疾《きんてんしつ》の患者は、体が曲がり痙攣し大脈になる。脈癲疾《みゃくてんしつ》の患者は、突然昏倒し、四肢の脈がすべて脹満《ちょうまん》して弛緩する」と記されている。しかし、皮膚の癲については記述がない。なぜなのだろう。落丁したのだろうか。

(癲狂篇《てんきょうへん》の骨癲疾は、邪気蔵付病形篇《じゃきぞうふびょうけいへん》にも再記述されている。)

狂癲疾《きょうてんしつ》

上記項目と同義。経脈篇《けいみゃくへん》には二條あり、一項目では癲の字が用いられ、もう一つの項目では巓の字が用いられる。また『素問』脈解篇《みゃくかいへん》にも用語が見える。

風癲《ふうてん》

『病源候論《びょうげんこうろん》』(三)には、「人がまだ母の胎内にあるとき、母親が突然ひどく驚くことによって気が上り精気が併存する結果、子が癲を発病する。地に倒れ涎を吐き意識を失うのは、この病である」と記されている。『千金方《せんきんほう》』(四)および『外台秘要《げだいひよう》』(五)が引用する『古今録験《ここんろくけん》』(六)も、すべて同様の記述である。

五癲《ごてん》

『病源候論《びょうげんこうろん》』には、「五癲とは、以下のような五つの病気を指す。第一の陽癲《ようてん》とは、発病するとまるで死人のように失禁するものの、しばらくすると元に戻る。第二の陰癲《いんてん》とは、生まれてすぐの小児を、へその痕がまだ癒着していないうちに何度も風呂に入れて体を洗うことが原因で起こる。第三の風癲とは、発病時に両目がひきつけられたように動かず、背中が強く反り返り羊のような声を発するが、しばらくす

(三)『諸病源候論《しょびょうげんこうろん》』のこと。『諸病源候総論』『巣氏病源《そうしびょうげん》』ともいう。巣元方《そうげんぽう》らによって編纂され、六一〇年成立。五十巻。中国で初めて病因と症候学を論じた医学書。

(四)『備急千金要法《びきゅうせんきんようほう》』のこと。唐の孫思邈《そんしばく》撰。唐以前の医学書の俯瞰に加えて著者自らの臨床の所見が記述され、薬草学なども収載された総合医学書。

(五)唐の王燾《おうとう》(六七〇頃~七五五)撰。四十巻。七五二年成立。唐以前の医学書を集めた医学書。

(六)『古今録経方《ここんろくけいほう》』のこと。唐の甄立言《けんりつげん》撰。五十巻。原書は散逸したが、『外台秘要《げだいひよう》』『医《い》心方《しんほう》』に逸文が引用される。

ると元に戻る。第四の湿癲《しってん》は、眉の付け根が痛み体が重い。これは熱い湯で頭を洗い、湿邪が凝固したために、脳が熱いまま冷めないことが原因である。第五の馬癲《ばてん》は、発作のたびに目がつり上がり、歯を食いしばって手足が痙攣し、全身が緊張する」と記されている。また『外台秘要』に引用される『古今録験《ここんろくけん》』には、「五癲の診療について、牛癲は牛の鳴き声を、馬癲は馬の鳴き声を、狗癲は犬の吠え声を、羊癲は羊の鳴き声を、鶏癲は鶏の鳴き声を発する。五癲の患者は、内臓がひきつり気を溢れさせ、手足が冷え悪寒がして人事不省となる。陰陽の気が拮抗してひきつけを起こし、涎を吐き、しばらくすると息を吹き返す」と記されている。『千金』における記載と范汪《はんおう》(七)の著作における説明は上記と同じである。(湿癲は『千金方』にも記されている。)

卒癲《そってん》

『肘後方《ちゅうごほう》』(八)に用語が見える。同じく『千金方』にも用語が見える。

(七)晋《しん》の医学者。字は玄平、范東洋《はんとうよう》とも。著書に『范東洋方《はんとうようほう》』(『范王方《はんおうほう》』『范東洋雑薬方《はんとうようざつやくほう》』とも)一七〇巻があるが、原書は散逸し『外台秘要』『医心方』などに引用されたものが残る。

(八)『肘後備急方《ちゅうごびきゅうほう》』の略称。晋《しん》の葛洪《かっこう》撰。八巻。三世紀成立。

鬼癲《きてん》

癲眩《てんげん》

これもすべて『千金方』に用語が見える。

癲風《てんふう》

『丹渓心法附余《たんけいしんぽうふよ》』(九)に用語が見える。

羊癲風《ようてんふう》

沈応暘《しんおうよう》(一〇)の『万疴必愈《ばんかひつゆ》』には、「俗に羊癲風《ようてんふう》、鶏爪風《けいそうふう》などと呼ばれる病気はこれである」と記される。

癲邪《てんじゃ》

『本草綱目《ほんぞうこうもく》』(一一)の百合《ひゃくごう》(一二)の條(主治とする例)に引用される。『大明《だいめい》』(一三)には、「癲邪は、意味もなくわめくこと。非常に驚き動悸がすること」と記される。

(九)明《みん》の方広《ほうこう》の類書の再編。二十四巻。一五三六年成立。元の朱震亨《しゅしんこう》の理論を明の朱丹渓《しゅたんけい》がまとめた『丹渓心法《たんけいしんぽう》』を増訂したもの。

(一〇)明の医学者。著書に『明医選要済世奇方《みんいせんようさいせいきほう》』十巻。一六二二年成立。

(一一)明の李時珍《りじちん》(一五一八〜一五九三)撰。五十二巻。一五七八年成立。薬草学の集大成となる書物。新しい分類法を用いて、釈明・集解・弁疑・正誤・気味・主治・発明・附方の八項目を設けて、薬物を詳細に説明した。

(一二)オニユリ、ハカタユリなどユリ科植物のりん片を蒸したもの。成分のヒドロキシフェニルプロパノール、アルカロイドはＡＴＰ活性作用をもち解熱、鎮痛、消炎、排膿効果がある。辛夷清肺湯《しんいせいはいとう》に配合。

(一三)『大明本草』『日華子諸家本草《にっかししょかほんぞう》』とも。唐の薬学者大明(日華子とも)撰。二十巻。原本は散逸したが、『類証本草《るいしょうほんぞう》』などに引用される。

第三章

狂《きょう》

『霊枢』（癲狂篇《てんきょうへん》）には、「狂を発病した者は、はじめは理由なく悲しむ。次に、多くのことを忘れ、怒るようになるが、極端に恐れおののく者は、ひどく憂いに沈んだか飢えに苦しんだことが原因である。狂の初発時に、患者はあまり眠らず、空腹を覚えず、自分を優れた賢人、物事をわきまえた識者、尊い貴人であると思い込み、しばしば他人を罵り、昼夜にわたって休むことがない。わけのわからないことを口走って驚き、しきりに笑い、歌い、常軌を逸した振る舞いをする者は、ひどく怖れたことが原因である。あらぬものを見たり、あらぬものを聞いたり、しきりに叫んだりする狂の患者は、五臓の気が減少したためである。過剰に多くものを食べ、しばしば鬼神を見て、よく笑うが笑い声をたてない狂の患者は、ひどく歓んだことが原因である」と記されている。また、「熱病になり、何度も驚き、ひきつけを起こすと狂になる」という記述もある。（熱病篇、その他九鍼十二原篇《きゅうしんじゅうにげんへん》、小鍼解篇《しょうしんかいへん》、刺節真邪篇《しせつしんじゃへん》、本神篇《ほんしんへん》、および『素問』長刺節論《ちょうしせつろん》、生気通天論《せいきつうてんろん》、陰陽類論《いんようるいろん》、示従容論《ししょうようろん》、宣明五気篇《せんめいごきへん》、腹中論《ふくちゅうろん》、気厥論《きけつろん》等にも触れられている。）

狂癲《きょうてん》

上記項目と同義（経脈篇《けいみゃくへん》）。

狂妄《きょうもう》

上記項目と同義。『霊枢』本神篇《ほんしんへん》には、「魂《こん》を傷めると狂妄となる。精気が不足するのである」と記されている。（またこの項目は『素問』にも見える。五常政大論《ごじょうせいたいろん》には「狂妄で目が充血する」とある。）また『霊枢』邪気蔵府病形篇《じゃきぞうふびょうけいへん》には、「狂笑《きょうしょう》と称する」と記述される。

怒狂《どきょう》

『素問』（病態論《びょうたいろん》）によると、「怒り狂う患者がいるが、この病気はどうして発症するのか。それは陽気より生ずるのである。そうならば陽気はどのように人を狂わせるのか。それは、陽気が優勢な者はにわかに抑制が効かず、物事を決められなくなるので頻繁に怒るのである。その病名を陽厥《ようけつ》という」とある。

陽厥《ようけつ》

すでに上述した。

厥狂《けっきょう》

上記項目と同義（通評虚実論《つうひょうきょじつろん》）。

狂越《きょうえつ》

上記項目と同義。至真要大論《ししんようたいろん》、また気交変大論《きこうへんたいろん》に用語が見える。

（一）『神農本草経《しんのうほんぞうきょう》』の略。『本経《ほんきょう》』『本草経《ほんぞうきょう》』とも。成立は秦・漢の頃（前二二一～六）とも言われ、戦国時代（前四二五～前二二〇）の説もある。現存する中国最古の薬草学専門書。上中下に三六五種の薬物を収録し、別名・性味・性長の環境・主治効用を述べた。

（二）蛣蜣《キッキョウ》とも。コガネムシ科のタイワンダイコクコガネやカブトムシの成虫。別甲煎丸《べっこうせんがん》に配合され小児の驚癇、成人の癲疾を治すとされる。

（三）白頭公《オオナグサ》、野丈人、胡王使者とも。キンポウゲ科のヒロハオキナグサの根。白頭翁湯《はくとうおうとう》に配合。オキナグサ属の根茎にはアネモニン、プロトアネモニン、サポニンなどが含まれ抗アメーバ、抗菌、強心作用がある。清熱解毒、止瀉の効能からアメーバ赤痢などの感染性腸炎、トリコモナス膣炎の洗浄に用いる。民間では根や葉の絞り汁をタムシ、シラクモなどに外用した。欧米ではセイヨウオキナグサが生理痛、神経痛、頭痛などの治療薬として知られている。

（四）『鍼灸甲乙経《しんきゅうこうおつきょう》』の略。三世紀後半に成立した現存最古の鍼灸医学書。晋時代の文人

狂易《きょうえき》

（『本草綱目』には、「狂陽」という字を充てている。いずれが正しいのかは未詳。）

『神農本草《しんのうほんぞう》』(一)蜣蜋《きょうろう》(二)の條には、成人の癲疾、狂易への効能が記されている。白頭翁《はくとうおう》(三)の條にも、温瘧《おんぎゃく》、狂易、寒熱への効能がある。また『甲乙経《こうおつきょう》』(四)にも記載が見える。狂易について考察すると、『証類本草《しょうるいほんぞう》』(五)の本文並びにその注釈では、「易の発音は羊に通ずる」と記されているのであるが、その説はおそらく誤りである。また石下長卿《せっかちょうけい》(六)の條に「老魅注易亡走《ろうびちゅうえきぼうそう》」(七)という記述があるが、このままでは意味が通じない。ここに記された「注」の字も「狂」の誤りではないだろうか。

狂惑《きょうわく》

上記項目と同義。白薇《はくび》(八)の條、楝実《れんじつ》(九)の條に、「煩狂《はんきょう》」という用語が使われる。また『名医別録《めいいべつろく》』(一〇)白頸蚯蚓《はっけいきゅういん》(一一)の條には「狂謬《きょうびゅう》」と記される。

皇甫謐《こうほひつ》の編になる十二巻。『素問』『霊枢』九の経穴に一貫した鍼灸法が記載された。『明堂孔穴鍼灸治要《めいどうこうけつしんきゅうちよう》』を再編したもので三四

（五）宋の唐慎微《とうしんび》撰『経史証類備急本草《けいししょうるいびきゅうほんぞう》』の略。三十一巻。北宋以前の薬物を集大成し、十三分類、一七四六種を収録して十一世紀に成立。

（六）ガガイモ科のスズサイコの根。

（七）「老魅」は年月を経て目に見えない怪異となること。「注易」は他人の中に入り込むこと。「亡走」は精神錯乱して走り回ること。

（八）ガガイモ科のフナバラソウ、シロバナオオカモズルの根を乾燥したもの。解熱、強壮剤としてマラリア、肺結核に用いるほか脳卒中、狂惑邪気に有効とされる。

（九）苦楝子、川楝子とも。センダン科のトウセンダンの果実。腹痛に用いられる。

（一〇）梁の陶弘景《とうこうけい》編（編者不詳とも）。『神農本草経《しんのうほんぞうきょう》』成立後、魏《ぎ》・秦《しん》の名医らにより増補された内容を整理編集したもの。七百余種の薬物を収録。原著は散逸したが『神農本草経集注《しんのうほんぞうきょうしゅうちゅう》』『新修本草《しんしゅうほんぞう》』『千金翼方《せんきんよくほう》』などに本文の引用が散見される。

風狂《ふうきょう》

『諸病源候論《しょびょうげんこうろん》』には、「狂とは、風邪《ふうじゃ》(一二)が体内に入り、陽経の場所を占めることが原因である。気が陽と同時に存在すると狂を発病する。走らずにいられない者、自分を優れた賢人、神のごとき聖なるものと称するのは、この病である。患者はみな気血が虚になり風邪を体に受け容れ、陰陽の気が同時に並ぶために発病する。したがって風狂とも呼ばれる」と記される。巣氏《そうし》(一三)が風邪を病因とみなしているのは誤りである。『千金方』も同様である。考証したところ『肘後方《ちゅうごほう》』もまた同様であった。

狂癇《きょうかん》

卒狂《そつきょう》

狂眩《きょうげん》

狂邪《きょうじゃ》

(一一) 頸蚯蚓は地竜と同意。地竜とはフトミミズ科あるいはツリミミズ科ミミズの全体。補陽還五湯《ほようかんごとう》に配合。回虫など寄生虫駆除に用いられた。

(一二) 体外からやってくる病因で、外因性の病の先導となる。

(一三) 巣元方《そうげんぽう》。隋の医学者。籍貫不詳。大業年間に太医博士に任ぜられる。六一〇年『諸病源候論《しょびょうげんこうろん》』を編集。

以上これらすべては『千金方《せんきんほう》』に用語が見える。

狂叫《きょうきょう》

顚邪《てんじゃ》

『本草綱目《ほんぞうこうもく》』百合《ひゃくごう》(一四)の條に引用される『大明』に「顚邪・狂叫」という用語が見える。

熱狂《ねつきょう》

上記項目と同義。薺苨《せいでい》(一五)が治する主な症候として『大明』に用語が見える。

失心《しっしん》

『外台秘要』が引用する『広済方《こうさいほう》』(一六)に用語が見える。『肘後方』には、「亡心と称す」とある。『証治準縄《しょうちじゅんじょう》』(一七)、『錦嚢秘録《きんのうひろく》』(一八)にも同様に「癲は俗に失心風《しっしんふう》と呼ばれる」と記されている。(『秘方集験《ひほうしゅうけん》』(一九)では失心瘋と表記される。)

(一四) ユリ科植物のりん片。二七頁訳注(一二)参照。

(一五) キキョウ科の薺苨《セイディ》 Adenophora trachelioides。

(一六) 唐玄宗勅撰《げんそうちょくせん》の『開元広済方《かいげんこうさいほう》』。『明皇開《めいこうかい》元広済方《げんこうさいほう》』ともいう。

(一七) 一六頁訳注(二四)参照。

(一八)『馮氏錦嚢秘録《ひょうしきんのうひろく》』。『馮氏錦嚢《ふうしきんのう》』ともいう。清の馮兆張《ふうちょうちょう》撰により一七〇二年初版。五十巻。内科、小児科、婦人科、外科の各科を編纂し「雑症大小合参《ざっしょうだいしょうがっさん》」「痘診全集《とうしんぜんしゅう》」「雑《ざっ》症痘診薬性合参《しょうとうしんやくせいがっさん》」からなる。

(一九) 明の王夢蘭《おうむらん》撰。二巻。名医張遂辰《ちょうすいしん》の監修により一六五七年に刊行。藤井見隆《ふじいけんりゅう》(一六八九〜一七五九)の和解による『錦嚢妙《きんのうみょう》薬秘録《やくひろく》』がある。

失志《しっし》

『千金方』に用語が見える。（失志の表記は、出典を『素問』評熱病論《ひょうねつびょうろん》に求めることができる。そこでは、「狂言とは失志のことを指し、失志の患者は死亡する」と記される。また『八十一難《はちじゅういちなん》』（二〇）にも用語が見える。）

失性《しっせい》

上記項目と同義。

失魄《しっぱく》

上記項目と同義。また『名医別録』鬼臼《ききゅう》（二一）の條にも用語が見える。それによると、「風邪《ふうじゃ》に罹患して悶え惑い、恍惚となり失魄して幻覚を見る」と記される。

亡魂《ぼうこん》

上記項目と同義。

（二〇）『黄帝八十一難経《こうていはちじゅういちなんぎょう》』。『難経《なんぎょう》』ともいう。三巻（五巻とも）。著者、成立年代には諸説ある。後漢時代の張仲景《ちょうちゅうけい》（張機《ちょうき》）著『傷寒雑病論《しょうかんざつびょうろん》』に初めて書名が現れる。「難」とは疑問の意であり、八十一の質問項目を立てられており、内容は生理・病理・診断・治療に及ぶ。

（二一）メギ科のハスノハグサ八角蓮の根。『神農本草経《しんのうほんぞうきょう》』によると爵犀《シャクサイ》、馬目毒公《バモクドクコウ》、九臼《キュウキュウ》とも。邪悪な気、毒気、邪気を追い払いすべての毒を解毒する作用があるとされる。

心風《しんふう》

宋の魏泰《ぎたい》(二二)の著作『東軒筆録《とうけんひつろく》』(二三)七には「王介《おうかい》という男は軽はずみな人柄で、話の筋道が通らず、当時の人は彼を心風とみなした」と記される。

気心風《きしんふう》

『済世全書《さいせいぜんしょ》』(二四)には「気心風の治方《ちほう》について、痰が心竅《しんきょう》(二五)に迷い込むことによって、狂乱を発病する」と記される。

心恙《しんよう》

『寿世保元《じゅせいほげん》』(二六)に引用される『済世全書《さいせいぜんしょ》』などの書物には、「心恙とは狂惑《きょうわく》のことである」と記される。また『名医類案《めいいるいあん》』(二七)、『赤水玄珠《せきすいげんじゅ》』(二八)にも用語が見える。

(二二)宋の湖北省襄陽《じょうよう》の人。字は道輔、号は東軒。巧みな文章で朝野の評判になった。著書は『臨漢隠居師話《りんかんいんきょしわ》』『括異志《かついし》』『東軒筆録《とうけんひつろく》』など。
(二三)魏泰《ぎたい》撰。雑事を記した十五巻。
(二四)明の龔廷賢《きょうていけん》撰。著作全集。
(二五)一五頁訳注(二〇)参照。
(二六)龔廷賢《きょうていけん》撰、一六一五年に成立。十巻。巻一は診療の基礎、巻二〜十には各科の病証理論が述べられ、薬剤と治療法が集められた。
(二七)明の江瓘《こうかん》編。一五四九年に自序が記され、一五九一年に息子の江応宿《こうおうしゅく》により跋文が記される。十二巻。二百五門に分かれ、明代以前の歴代各科臨床医の治験例を集め、考察が加えられている。
(二八)『赤水玄珠全集《せきすいげんじゅぜんしゅう》』の略称。明の孫一奎《そんいっけい》撰により一五八四年に成立。内科、外科、婦人科、小児科の病証を記載した『赤水玄珠《せきすいげんじゅ》』『医旨緒余《いしちょよ》』『孫文垣医案《そんぶんえんいあん》』を包括し『孫氏医書三種』ともいう。

心疾《しんしつ》

孫光憲《そんこうけん》(二九)の著作『北夢瑣言《ほくぼうさげん》』(三〇)十に用語が見える。曰く、「唐の時代の劉崇望《りゅうすうぼう》には兄弟が五人いた。長兄に当たる崇彝《すうい》という男は、若い頃から才気煥発で分別のある人物であったが、心疾になってしまった」と。

風恙《ふうよう》

上記項目と同義。

風魔《ふうま》

『名医類案《めいいるいあん》』に用語が見える。

風子《ふうし》

張三錫《ちょうさんしゃく》(三一)の著作『医学六要《いがくろくよう》』(三二)に用語が見える。

(二九)唐末~宋初の文筆家。?~九六八。唐滅亡後、荊南《けいなん》の高季興《こうきこう》のもとにあり、後の宋の太祖に仕えた。現存する著作『北夢瑣《ほくぼうさ》言《げん》』には、唐末の有名人の逸話が伝えられる。また、詞人として『花間集《かかんしゅう》』に作品が選入されている。

(三〇)唐から五代にかけて著名人逸話三百余を収録。書名の北夢《ほくぼう》とは、『左氏伝《さしでん》』にある江南之夢という言葉をもとに、荊南《けいなん》が揚子江の北にあたることから名付けられた。

(三一)明代の医学者。字は叔承《じょしょう》、別号は嗣泉《しせん》。江蘇省応天附の人。『医学六要《いがくろくよう》』など。

(三二)張三錫《ちょうさんしゃく》撰により一六〇九年に成立。十九巻。四診法《ししんほう》、経絡考《けいらくこう》、病機部《ひょうきぶ》、本草選《ほんぞうせん》、治法彙《ちほうい》、運気略《うんきりゃく》からなり、王肯堂《おうこうどう》により校訂された。

熱陽風《ねつようふう》

『千金方《せんきんほう》』に用語が見える。

白果瘋《はくかふう》

王夢蘭《おうむらん》(三三)の著作『秘方集験《ひほうしゅうけん》』に、「果実を食べると瘋になる」と記される。私も身近にこれを見たことがあり、銀杏《ぎんなん》が癎を起こすことを知った。それはちょうど蒟蒻凍子《くじゃくとうし》(三四)が癎を発病させるのと同様である。したがって癎の患者には、決してこの二つの食品を食べさせてはならない。

(三三) 明末清初の医学者。字は錦子《けいし》、号は醒庵主人《せいあんしゅじん》。浙江省仁和の人。

(三四) 蒟蒻芋を煮てゲル状に凝固したもの。現在で言うこんにゃくのこと。

第四章　驚《きょう》

『素問』大奇論《たいきろん》、著至教論《ちょしきょうろん》、至従容論《ししょうようろん》、疏五過論《そごかろん》、気厥論《きけつろん》、至真要大論《ししんようたいろん》、診要経終論《しんようけいしゅうろん》、挙痛論《きょつうろん》、評熱病論《ひょうねつびょうろん》、奇病論《きびょうろん》、脈解篇《みゃくかいへん》、刺熱篇《しねつへん》、経脈別論《けいみゃくべつろん》、痹論《ひろん》、厥論《けつろん》の各篇に記述されており、他にも瘧論《ぎゃくろん》、刺禁論《しきんろん》の両篇でも触れられている。また『霊枢』経脈篇《けいみゃくへん》によると、「発病すると、人や火を避け、木々のざわめきを聞いて不安に恐れおののくようになる。これが驚である。心が落ち着かず、戸を閉め窓を閉ざして独り暮らすが、甚だしいときは、高所に登って歌ったり、衣服を脱いで走ったりする。腹が脹《ふく》らみ大きな腹鳴がする。これは骭厥《かんけつ》(一)によるもの

(一) 骭は膝の下、痓の上にあたる。冷えが足腰から上行して生じる症候。

である」と記されている。また『霊枢』百病始生篇《ひゃくびょうしせいへん》、癲狂篇《てんきょうへん》、熱病篇《ねつびょうへん》、終始篇《しゅうしへん》にも驚の用語が見える。

驚狂《きょうきょう》

上記項目と同義である。『素問』調経論篇《ちょうけいろんへん》や『傷寒論《しょうかんろん》』（二）には「寒邪に侵襲され、脈が浮脈になる場合は、医者は火熱を用いて病気を追い出そうとする。患者は亡陽《ぼうよう》（三）になると必ず驚狂になり、寝たり起きたり日常生活がおぼつかない」という記述がある。また『神農本草《しんのうほんぞう》』の防《ぼう》葵《き》（四）の條には、「驚邪狂走《きょうじゃきょうそう》」という用語が見える。

驚恐《きょうきょう》

上記項目と出典同じ。『素問』血気形志篇《けっきけいしへん》と経脈別論篇《けいみゃくべつろんへん》、『霊枢』経脈篇《けいみゃくへん》には「気が不足すると怯えやすくなり、誰かが自分を捕らえに来るのではないか、と心は不安でいっぱいになる」と記されている。『素問』蔵気法時論篇《ぞうきほうじろんへん》には、「誰かが自分を捕まえに来るのではないかと怯えやすい」、『霊枢』口問篇《こうもんへん》には、「ひどく驚いたとたんに怯える」

（二）張仲景《ちょうちゅうけい》が著した中国漢代の医書（解説参照）。古方派が重視した。傷寒は激しい熱病の総称で、多くはチフスとみられる。

（三）陽気の減衰する危険な症候で、多量発汗、四肢冷感、顔面蒼白、倦怠、口渇、呼吸微弱などを示す全身の不調。治療は参附湯《じんぶとう》などを用いて陽気を回復させることとされた。

（四）セリ科のボタンボウフウ（長命草）のことか。膀胱熱結、驚邪狂走などを治し、長期間服用すると骨髄を堅くし、気を益し、身を軽くするとされる。

と記されている。また『神農本草』の桔梗《ききょう》(五)の條に「驚恐悸気《きょうきょうきき》(六)」が挙げられている。

驚瘛《きょうせい》

上記項目と同義（『素問』至真要大論篇《ししんようたいろんへん》）。

癇驚《かんきょう》

上記項目と同義（『素問』通評虚実論篇《つうひょうきょじつろんへん》）。

驚駭《きょうがい》

上記項目と同義。『素問』生気通天論篇《せいきつうてんろんへん》には「兪気《ゆき》(七)が衰えると、寒気が侵入し経絡を伝わって五臓に迫るので、怯えやすく驚駭になる」という記述がある。また同書至真要大論篇《ししんようたいろんへん》、陰陽別論篇《いんようべつろんへん》、陰陽類論篇《いんようるいろんへん》、六元正紀大論篇《ろくげんせいきたいろんへん》、『金匱《きんき》(八)』の真言論《しんごんろん》や『素問』大奇論篇《たいきろんへん》に記載がある。

また『素問遺篇《そもんいへん》(九)』の本病論篇《ほんびょうろんへん》にも驚駭の語が散見される。

(五) キキョウ科キキョウの根。成分のサポニン類、ステロイド、トリテルペンなどは鎮静、鎮痛、解熱、坑炎症、去痰、利尿、排膿効果をもつとされ桔梗湯《ききょうとう》、杏蘇散《きょうそさん》、五積散《ごしゃくさん》、柴胡清肝湯《さいこせいかんとう》など多数の処方に配合。

(六) 動悸のこと。

(七) 兪は背骨にある穴位。兪気は兪に納まっている精気。

(八) 『金匱要略方論《きんきようりゃくほうろん》』のこと。『金匱方論《きんきほうろん》』ともいう。後漢の張機《ちょうき》（仲景《ちゅうけい》）撰。原著は『傷寒雑病論《しょうかんざつびょうろん》』で、西晋《せいしん》の王叔和《おうしゅくか》が記録した伝本『金匱玉函要略方《きんきぎょくかんようりゃくほう》』を北宋《ほくそう》の林億《りんおく》らが『金匱要略方論』と改名した。二十五巻。方剤二六四、内科、婦人科、救急、飲食など漢代以前の臨床経験を総括した。

(九) 『素問亡篇《そもんぼうへん》』『素問佚篇《そもんいっへん》』ともいう。唐以後の不明作者（一説には北宋の劉温舒《りゅうおんじょ》）が『素問』に欠けている刺法論篇《しほうろんへん》七十二、本《ほん》病論篇《びょうろんへん》七十三を補足したが、運気学説が主となっている。

善驚《ぜんきょう》

上記項目と同義。また『素問』厥論篇《けつろんへん》、刺瘧篇《しぎゃくへん》、四時刺逆従論篇《しじしぎゃくじゅうろんへん》や『霊枢』熱病篇《ねつびょうへん》にも用例が見える。

驚惑《きょうわく》

上記項目と同義。また『素問』六元正紀大論篇《ろくげんせいきたいろんへん》にも用例が見える。

驚躁《きょうそう》

上記項目と同義。また『素問』六元正紀大論篇《ろくげんせいきたいろんへん》にも用語が見える。

暴驚《ぼうきょう》

上記項目と同義。また『素問』大奇論篇《たいきろんへん》にも用語が見える。

驚気《きょうき》

『本草綱目《ほんぞうこうもく》』沙参《しゃじん》(一〇)・蘼蕪《びぶ》(一一)、また『名医別録《めいいべつろく》』蘗木《はくぼく》(一二)の條に用語が見える。

(一〇)キキョウ科ツリガネニンジンの根。成分のトリテルペノイド、カロチノイドは健胃《けんい》、強壮、鎮咳《ちんがい》、去痰効果があり沙参麦門冬湯《しゃじんばくもんどうとう》に配合。

(一一)セリ科の多年草川芎《センキュウ》の根葉茎。蘼蕪とも。成分の精油、アミノ酸は鎮痛、鎮静、運動抑制、睡眠延長効果をもつとされ、温経湯《うんけいとう》、十全大補湯《じゅうぜんたいほとう》、防風通聖散《ぼうふうつうしょうさん》、抑肝散《よくかんさん》、女神散《にょしんさん》など多数の処方に配合。

(一二)ミカン科キハダの樹皮。黄柏《オウバク》とも。成分のアルカロイド、ステロイドは中枢神経抑制、血糖下降、血圧下降、抗炎症、利胆効果をもつとされ黄連解毒湯《おうれんげどくとう》、柴胡清肝湯《さいこせいかんとう》などに配合。

驚恚《きょうよう》

『神農本草』牡蠣《ぼれい》(一三)の條に驚恚怒気《きょうようどき》、『名医別録』亀甲《きこう》(一四)の條に驚恚気《きょうようき》という用語が見える。

驚癇《きょうかん》

上記項目と同義。龍歯《りゅうし》(一五)の條の効能に、成人の驚癇、さまざまな痙攣、癲と記されている。蜣螂《きょうろう》の條には、小児の驚癇、ひきつけに効能があるとされている。また蛇蛻《じゃぜい》(一六)の薬効および蟬花《せんか》(一七)の薬効にもこの用語が記される。『名医別録』には釣藤《ちょうとう》(一八)にも用語が見える。『外台秘要《げだいひよう》』に引用される『深師方《しんしほう》』(一九)、『崔氏方《さいしほう》』(二〇)、『古今録験《ここんろくけん》』、『范王方《はんおうほう》』(二一)にもすべて同様の記述がある。また『諸病源候論』にも用語が見える。

五驚《ごきょう》

上記項目と同義。（龍歯《りゅうし》の條、また『外台秘要《げだいひよう》』に引用される『古今録験《ここんろくけん》』、『広済方《こうさいほう》』にも用例が見え、『千金方《せんきんほう》』にも用語が見える。）

（一三）カキ科のイタボガキ、マガキ、その他同属の貝殻。成分の炭酸・リン酸カルシウムは鎮静、鎮痛、抗痙攣、免疫賦活効果をもっとされ、安中散《あんちゅうさん》、桂枝加竜骨牡蠣湯《けいしかりゅうこつぼれいとう》などに配合。

（一四）カメ科のイレガメの腹甲ないし背甲。補血、強壮効果があるとされる。

（一五）サイ、ゾウ、マンモスなど古代大型哺乳動物の歯牙の化石。中国では山東、山西、四川省などに多く産するが、わが国の江戸時代には瀬戸内海底から産出した。成分は炭酸カルシウム、リン酸カルシウムで少量のアミノ酸とマグネシウム、マンガン、亜鉛など微量元素を含む。生で用いると鎮静作用があり神経症、精神病、てんかん、不眠、不安、めまい、動悸などに、焼いて用いると収斂作用があり下痢、盗汗、遺精などに適応した。

（一六）ヘビ科のサキシマスジオ、シュウダ、烏風蛇《うふうじゃ》などの蛇の抜け殻。龍子衣《りゅうしい》、弓皮《きゅうひ》、蛇符《じゃふ》とも。小児の驚癇、成人の癲疾などに有効とされる。

（一七）蟬の幼虫の頭部に寄生したキノコの

大驚《たいきょう》

上記項目と同義。（大棗《たいそう》（二二）の條、また『名医別録』蓬蘽《ほうるい》（二三）の條。）

驚悸《きょうき》

上記項目と同義。（『本草綱目《ほんぞうこうもく》』には人参《にんじん》（二四）、百合《ひゃくごう》、厚朴《こうぼく》（二五）、旋服花《せんぷくか》（二六）、藎草《じんそう》（二七）、栢実《はくじつ》（二八）、羖羊角《こようかく》（二九）、天鼠屎《てんそし》（三〇）などの條、また『名医別録』には伏神《ぶくしん》（三一）、虎骨《ここつ》（三二）、蚱蟬《さくぜん》（三三）、銀屑《ぎんせつ》（三四）、鉄精《てっせい》（三五）などの條、また『素問』気交変大論《きこうへんたいろん》には「煩心躁悸《はんしんそうき》と称する」（三六）と記される。また『素問遺篇《そもんいへん》』本病論《ほんびょうろん》にも用語が見える。）

驚怖《きょうふ》

『金匱方論《きんきほうろん》』には、「先生は次のように言われた。『病には、奔豚《ほんとん》（三七）、吐《と》膿《のう》（三八）、驚怖《きょうふ》、火邪《かじゃ》（三九）がある。この四病は、驚いたことが原因で発病する』と。また次のように言われた。『奔豚病は、脇腹に発した気が急激にのどまで上昇し、発作が起こると今にも死んでしまうのではないかとさ

こと。セミタケ。冬虫夏草《とうちゅうかそう》はコウモリガの幼虫に寄生したキノコだけを指すので、厳密には区別される。

（一八）アカネ科のカギカズラや近縁植物のとげ。成分のアルカロイドは中枢抑制、睡眠延長、血圧低下、脂質酸化抑制、空間認知機能改善などの作用をもち不安鎮静、痙攣などに有効とされる。釣藤散《ちょうとうさん》、抑肝散《よくかんさん》などに配合。

（一九）『僧深薬方《そうしんやくほう》』『僧深集方《そうしんしゅうほう》』ともいう。著者未詳。三十巻。『千金要方《せんきんようほう》』巻七に記載があるが散逸した。

（二〇）唐の崔知悌《さいちてい》撰『崔氏纂要方《さいしさんようほう》』のこと。十巻。

（二一）晋の范汪《はんおう》撰『范東陽方《はんとうようほう》』のこと。『范東陽雑薬方《はんとうようざつやくほう》』ともいう。百七十巻。すでに散逸した。

（二二）クロウメモドキ科ナツメの果実。成分のトリエルペノイド、サポニン、アルカロイド、多糖類は鎮痛、鎮静、抗アレルギー、抗ストレス効果をもっとされ胃苓湯《いれいとう》、桂枝湯《けいしとう》、四君子湯《しくんしとう》など多数の処方に配合される。

え思うが、気がもとに還ると止む。これらはすべてひどく驚き不安による動揺から発病する』と」と記されている。

驚邪《きょうじゃ》

『神農本草』には、白馬懸蹄《はくばけんてい》(四〇)、伏苓《ぶくりょう》(四一)、防葵《ぼうき》の條に用語が見える。

驚喘《きょうぜん》

『本草綱目』の山丹《さんたん》(四二)の條に見え『大明』からの引用にも見える。

上記項目と同義。石膏《せっこう》(四三)の條に用語が見える。

驚啼《きょうてい》

『名医別録』鯪鯉甲《りょうりこう》(四四)の條に用語が見える。

癇《かん》

『霊枢』に用語が出ている。（また『病源候論』、『千金方』および『外台秘要《げだいひよう》』に引用される『広済方《こうさいほう》』、『救急方《きゅうきゅうほう》』(四五)に用語が見える。）

（二三）バラ科のクサノイチゴの全株、根。覆盆とも。五臓を安んじ、精気を益し、長期間服用すると身を軽くして抗老効果があるとされる。

（二四）ウコギ科のオタネニンジンの根。成分のサポニン、ペプチドグリカン、精油、多糖類は中枢神経抑制・興奮の両作用、抗炎症、抗アレルギー効果をもち帰脾湯《きひとう》、桂枝人参湯《けいしにんじんとう》、柴胡桂枝湯《さいこけいしとう》、柴苓湯《さいれいとう》、小柴胡湯《しょうさいことう》、十全大補湯《じゅうぜんたいほとう》など多数の処方に配合。

（二五）モクレン科のホウノキの樹皮や根皮。成分のアルカロイド、精油にはプロスタグランジン合成阻害、中枢抑制、筋弛緩、抗炎症、抗アレルギー作用などがあり胃苓湯《いれいとう》、柴朴湯《さいぼくとう》、神秘湯《しんぴとう》、半夏厚朴湯《はんげこうぼくとう》など多くの処方に配合。

（二六）キク科の旋復花《センプクカ》またはオグルマの花。健胃、去痰効果があるとされる。

（二七）イネ科のチョウセンガリヤスの全草。『中薬大辞典』にはイネ科のコブナグサ（子鮒草）とある。

（二八）柏子仁《ハクシニン》のことで、ヒノキ科のコノテガシワの種仁。

癇眩《かんげん》

上記項目と同義。（『霊枢』寒熱病篇《かんねつびょうへん》、また『素問』にも用語が見える。）

癇厥《かんけつ》

『素問』に用語が見える（大奇論篇《たいきろんへん》）。

癇瘈《かんけい》

上記項目と同義（大奇論篇《たいきろんへん》、また『霊枢』経筋篇《けいきんへん》）。

癱癇《たんかん》

『金匱方論《きんきほうろん》』風引湯《ふういんとう》(四六)の下注釈に用語が見える。

蛇癇《じゃかん》

『神農本草』蛇蛻《じゃぜい》の條に用語が見える。

(二九)ウシ科のヒツジの角。

(三〇)ヒナコウモリ科のトウヨウヒナコウモリなどの糞。

(三一)『名医別録』には「伏神」の項はなく、「伏苓」の項にも「驚悸」の用語は見えない。伏苓《ブクリョウ》（注四一）の中にマツの根が通っているものを伏神、根を伏神木、外皮を伏苓皮、外皮に近い淡紅色の部分を赤伏苓という。伏神には不眠、動悸、情緒不安定などへの鎮静効果（案神作用）があるとされる。

(三二)ネコ科のトラの骨。シベリア虎の中年雄の脛骨が珍重された。成分はリン酸カルシウム、炭酸カルシウムで、長時間煎じ詰めた虎骨膠《ここつこう》には抗炎症、鎮痛作用があるとされ、四肢の関節痛、足腰の痛み、リウマチ、神経痛、下肢の麻痺、痙攣、しびれなどに用いる。ヒョウの豹骨、イヌの狗骨などで代用される。

(三三)セミ科のスジアカクマゼミや同属の幼虫のぬけがら。蟬退、蟬殻とも。主成分はキチン質でインターフェロン誘起作用をもち抗痙攣、鎮静効果がある。消風散《しょうふうさん》などに配合。

風癇《ふうかん》

『病源候論』に用語がある。また『名医別録』にも用語が見える。

食癇《しょくかん》

暴癇《ぼうかん》

いずれも『千金方』に用語が見える。

陽癇《ようかん》

陰癇《いんかん》

上記項目と同義。『玉機微義《ぎょくきびぎ》』(四七)はこの『千金方』を引用して、「これは癇の病理変化の基本的規律として陰陽を論じたものである。後代に疾病の属性の鑑別として寒熱の証とするのは間違っている」とある。

発猪癇疾《はっちょかんしつ》

発鶏風《はっけいふう》

(三四)銀の粉。
(三五)鉄の粉。
(三六)胸苦しくなり、心臓の鼓動が異常に高まって動悸が激しくなること。
(三七)腎の積《しゃく》のことで、腹部臍下《せいか》から胸や咽喉に気が上衝し、腹痛が起きたり、悪寒と発熱が交互に起こったりする症候。
(三八)吐膿血《とのうけつ》ともいう。膿血を吐くこと。
(三九)病邪の一つで、病証は発熱。
(四〇)ウマ科のウマの蹄《ひづめ》。
(四一)アカマツやクロマツの根に寄生するサルノコシカケ科マツホドの菌核で外層を除いたもの。茯苓とも。雲南省に産する天然品が有名だが、わが国に流通した伏苓の多くは国産、朝鮮半島産の野生品。成分のテルペノイド(エブリコ酸、パキマ酸、ツムロース酸)には利尿、坑炎症、抗潰瘍効果が、多糖類のパキマンには免疫増強効果が知られており、胃苓湯《いれいとう》、加味逍遙散《かみしょうようさん》、柴苓湯《さいれいとう》、八味地黄丸《はちみじおうがん》、抑肝散《よくかんさん》、六君子湯《りっくんしとう》、半夏厚朴湯《はんげこうぼくとう》など多数の処方に配合。
(四二)ユリ科の山丹の鱗茎。
(四三)天然の含水硫酸カルシウム。解熱、鎮

『証治要訣《しょうちようけつ》』（四八）にこのような用語がある。

鶏爪風《けいそうふう》

上記項目と同義。

猪圏風《ちょけんふう》

『寿世保元《じゅせいほげん》』には、「癇に罹患して、体が硬く弓なりに反張し、手足がこわばり、口から涎を流す」と記されている。俗にこれを「猪圏風《ちょけんふう》」という。

胎癇《たいかん》

『証治準縄《しょうちじゅんじょう》』に用語が出ている。

羊児風《ようじふう》

『医学六要《いがくろくよう》』に用語が見える。

静、鎮痙、抗炎症、抗アレルギー効果があるとされ、消風散《しょうふうさん》、釣藤散《ちょうとうさん》、白虎加人参湯《びゃっこかにんじんとう》、防風通聖散《ぼうふうつうしょうさん》などに配合。

（四四）ミミセンザンコウの鱗。穿山甲《センザンコウ》とも。成分は未定だが腫瘍、リウマチ、関節痛、乳汁不足、無月経などに使用される。

（四五）『救急』ともいう。すでに散逸したが『医心方《いしんほう》』『証類本草《しょうるいほんぞう》』『外台秘要《げだいひよう》』などに引用がある。

（四六）大黄《ダイオウ》、乾姜《カンキョウ》、竜骨《リュウコツ》、桔梗《キキョウ》、甘草《カンゾウ》、牡蠣《カキ》などからなり、流行性脳脊髄炎、髄膜炎、てんかん、腸チフスなど痙攣を起こす病証に用いられた処方。

（四七）明初《みんしょ》の徐用誠《じょようせい》の著『医学折衷《いがくせっちゅう》』を明《みん》の陝西咸寧《せんせいかんねい》の劉純《りゅうじゅん》が三十三門、五十巻と増補改名したもの。一三九六年成立。

（四八）明の戴思恭《たいしきょう》撰『秘伝証治要訣《ひでんしょうちようけつ》』十二巻。朱丹渓《しゅたんけい》の学説に基づき『内経《だいけい》』『難経《なんぎょう》』と宋元諸家《そうげんしょか》の臨床経験を集め、内科、婦人科、五官科などの病証、治療を十二門に論述した。

五癇

『外台秘要《げだいひよう》』が引用する『広済方《こうさいほう》』に用語が見える。

三種の癇

『病源候論』の解説によると、「三種とは、風癇、驚癇、食癇を指す」とする。『千金翼方《せんきんよくほう》』(四九)にも同様の記述がある。

五臓の癇
六蓄の癇

『千金方《せんきんほう》』には、「癇には五臓の癇、六蓄の癇というものがある。肝癇の症候は、顔面蒼白で、白目をむき、手足がおぼつかない。心癇の症候は、顔が赤らみ、みぞおちに熱があり、呼吸が促進し息がかすかになり頻脈(数脈《さくみゃく》)になる。脾癇の症候は、顔が黄ばんで腹部が膨らみ、何度も下痢をする。肺癇の症候は、顔面蒼白となり、口から涎を流す。腎癇の症候は、顔が黒ずみ、まっすぐに目を見開いて動かず、

(四九)唐の孫思邈《そんしばく》撰により『千金要方《せんきんようほう》』を増補して六八二年頃成立。三十巻。

まるで死体のようである。膈癇の症候は、白目をむき、両手足が上がらない。腸癇の症候は、全身が動かなくなることである」という記述がある。この記述の後に、上述の五臓の癇の症候を掲げた上に、さらに膈と腸の二つの癇について添え書きしているが、これはいったいどういうことなのだろうか。おそらく衍文《えんぶん》の類なのであろう。馬癇《ばかん》、牛癇《ぎゅうかん》、羊癇《ようかん》、猪癇《ちょかん》、犬癇《けんかん》、鶏癇《けいかん》といった上記の症候が六畜の癇である。

八癇

『本草綱目』の蚺蛇膽《ぜんじゃたん》(五〇)の條に引用される「甄権《けんけん》(五一)の説以下の部分」に用語が見える。(この用語の示す八個の症候の名目は見えない。)

十二癇

『名医別録《めいいべつろく》』の龍歯《りゅうし》(五二)の條に用語が出ている。そこには「五驚十二癇」と記されている。(この用語の示す十二個の症候の名目は見えない。また『名医別録』の釣藤《ちょうとう》(五三)の條にも用語が見える。)

(五〇)ニシキヘビ科のアミメニシキヘビ。

(五一)唐河南省の医学者。五四〇頃〜六四三年。鍼灸、脈理に長じ『脈経《みゃくけい》』一巻・『脈訣賦《みゃくけつふ》』一巻・『針方《しんぼう》』一巻・『明堂人形図《みんどうにんぎょうず》』一巻などを著す。

(五二)『名医別録』には「龍歯」という名目はなく、「竜骨」の解説中に「龍歯　主小児の五驚、十二癇」とある。

(五三)カギカズラのとげ。四三頁訳注(一八)参照。

二十五癇

『千金方《せんきんほう》』、および『外台秘要《げだいひよう》』に引用される『備急方《びきゅうほう》(五四)』、『古今録験《ここんろくけん》』に用語が見える。

百癇

『医学綱目《いがくこうもく》』(五五)に用語が見える。

三十年の癇

『本草綱目』の人尿《じんにょう》(五六)の條に用語が見える。

陽癲《ようてん》、陰癲《いんてん》、馬癲《ばてん》、牛癲《ぎゅうてん》、狗癲《くてん》、羊癲《ようてん》、鶏癲《けいてん》、狂笑《きょうしょう》、喪心《そうしん》、失心風《しっしんふう》、肝癇《かんかん》、心癇《しんかん》、脾癇《ひかん》、肺癇《はいかん》、腎癇《じんかん》、膈癇《かくかん》、腸癇《ちょうかん》、馬癇《ばかん》、牛癇《ぎゅうかん》、羊癇《ようかん》、猪癇《ちょかん》、犬癇《けんかん》、鶏癇《けいかん》。

以上の病はすべて上記書に記載される。牛癇は『外台秘要《げだいひよう》』、羊癇は『名医別録《めいいべつろく》』羊歯《ようし》(五七)の條に記されており、鶏癇は凰皇台《ほうおうだい》(五八)の主な薬効につ

(五四)『肘後備急方《ちゅうごびきゅうほう》』のこと。『肘後方《ちゅうごほう》』ともいう。晋《しん》の葛洪《かっこう》撰。三世紀頃成立。八巻。

(五五)明《みん》の楼英《ろうえい》(全善《ぜんぜん》)により一五六五年に著された。四十巻。金代・元代の学説を広く収録し臓腑、婦人、小児の疾病、運気について病証、治療、方薬を記載。

(五六)人の尿のこと。

(五七)羊の歯あるいはシダ類植物か未詳。

(五八)『本草綱目』第四十九巻・禽部に項目名が見えるが未詳。

いて書かれた陳蔵器《ちんぞうき》(五九)の説の引用部に用語が見える。

冷癇《れいかん》

『証治要訣《しょうちようけつ》』に用語が見える。

鬱冒《うつぼう》

許叔微《きょしゅくび》(六〇)の著作『本事方《ほんじほう》』(六一)には「患者は平生何の病気にも罹っていなかったのに、突然まるで死人のようになる。身じろぎせず、目を閉じ歯を食いしばって口をつぐみ、人をかすかに見分けて反応する。眩冒《げんぼう》(六二)がしばらく経過するとようやく目覚める。これを鬱冒と呼ぶ。また血厥《けっけつ》(六三)とも称される。大半は女性である」と記されている。調べてみると、鬱冒はもともと『素問』に出典がある（至真要大論、気交変大論）。

多少の違いがあるとしても、つまるところは結局これも癇の症候なので、ここに付け加えた。後に言う女性の産後の血の巡りの病というのはこのことである。

（五九）唐の薬学者。四明《しめい》（浙江省鄞県《せっこうしょうぎんけん》）の人。『本草拾遺《ほんぞうしゅうい》』十巻を編集したが、すでに散逸し『証類本草《しょうるいほんぞう》』にその名が散見される。

（六〇）南宋《なんそう》の医学者。字は知可《ちか》。一〇七九〜一一五四年。『類証普済本事方《るいしょうふさいほんじほう》』をまとめた。他に『傷寒微論《しょうかんびろん》』『傷寒百証歌《しょうかんひゃくしょうか》』などを著す。

（六一）『類証普済本事方《るいしょうふさいほんじほう》』十巻のこと。南宋の許叔微《きょしゅくび》の著。一一三二年頃成立。著者の臨床経験から三百余の方剤をまとめた方剤書で、臨床記録を附記している。

（六二）冒眩《ぼうげん》ともいう。頭が重く目の前が暗くなり倒れそうになる感覚を指すが、昏迷、錯乱のようでもある。

（六三）血虚が原因となって気が上逆し、陰陽の失調によって起こる症候。失血や産褥によるめまい、意識混濁。

血厥《けっけつ》

上述した箇所に既出している。

風引《ふういん》

『外台秘要《げだいひよう》』に引用される『崔氏方《さいしほう》』(六四)では、「成人の風引と小児の驚癇は、一日に数十回痙攣発作が起きる」とある。その末尾には、「この原文は、仲景《ちゅうけい》の著した『傷寒論《しょうかんろん》』に説かれる薬方や、また『古今録験《ここんろくけん》』に記される范汪《はんおう》の薬方と同一のものである」と記される。実際のところ、『金匱方論《きんきほうろん》』中風歴節病中《ちゅうふうれきせつびょうちゅう》を参照すると、「風引湯《ふういんとう》は熱癱癇《ねつたんかん》(六五)を除病する。施薬の効果として、林億《りんおく》などの考察によれば、成人の風引と小児の驚癇を治癒させる云々」と列挙していることが確認される。考証の結果、風引とは、風邪に罹患したときのひきつけのように、痙攣が急に起こることを指すものとわかった。以上のことから、成人の癇のみに使用する病名であることが導き出された。

(六四) 唐の高宗《こうそう》の頃の官僚である崔知悌《さいちてい》撰『崔氏纂要方《さいしさんようほう》』十巻のこと。早くに散逸した。

(六五) 風寒湿邪《ふうかんしつじゃ》が経脈《けいみゃく》に浸入して引き起こされる痹症《ひしょう》の一種で、半身不随などの症候を示す。

(六六) 頭がくらくらして目の前が暗くなり、意識を失う症候。

(六七)「はい」とも読む。中風《ちゅうふう》の後遺症により、感覚麻痺や意識障害、また手足の痿癈《いはい》などが起こること。

(六八) 厥症《けっしょう》の一種。突然昏倒し、意識障害を起こして仮死状態となるもの。

(六九)『史記』「扁鵲倉公列伝《へんじゃくそうこうれつでん》」第四十五。司馬遷《しばせん》著。原著は扁鵲と倉公《そうこう》との合伝。

(七〇) 姓は秦《しん》、名は越人《えつじん》。「姓は秦、名は少斉《しょうせい》、越人」という説も。紀元前五世紀に活躍した、春秋戦国《しゅんじゅうせんごく》時代の名医。扁鵲という呼称は、黄帝《こうてい》時代の伝説の名医である扁鵲《へんじゃく》に擬せられたもの。

(七一) 西周時代後期から春秋時代前期の国。

暗風《あんぷう》(六六)

『医学綱目』に用例が見える。痱《ひ》(六七)もまた暗風と呼ばれているが、これは誤称で非常に紛らわしいものである。

尸蹷《しけつ》(六八)

『史記』扁鵲《へんじゃく》(六九)伝に次のような記述がある。「扁鵲(七〇)が虢《かく》(七一)を通りかかったとき、ちょうど虢の太子が亡くなった。扁鵲は虢の宮殿の門下に行き、医術を好む中庶子(七二)に尋ねた。『太子はどんな病気でしたか』。中庶子は答えた。『突然意識を失われてお亡くなりになったのです』。扁鵲が『亡くなられたのは何時頃でしたか』と尋ねると、『午前二時頃から先程までの間のことです』と答えたので、扁鵲が『もうすでに納棺されましたか』と尋ねると、『いいえ、まだです。亡くなられてからまだ半日も経っておりませんので』と答えた。すると、扁鵲は『私は斉《せい》(七三)の勃海《ぼっかい》(七四)出身の秦越人《しんえつじん》と申します。太子が不幸にしてお亡くなりになったと伺いました。私が太子を生き返らせましょう』と言った。

東虢《とうかく》、西虢《せいかく》（後に移動して南虢《なんかく》となる）、北虢《ほっかく》の三つがあった。東虢《とうかく》は周の文王《ぶんのう》の弟虢叔《かくしゅく》によって現在の河南省三門峡市《かなんしょうさんもんきょうし》に建てられ、前七六七年に鄭《てい》によって滅ぼされた。西虢《せいかく》は文王《ぶんのう》の弟虢仲《かくちゅう》によって建てられ、河南省三門峡市陝県《かなんしょうさんもんきょうしせんけん》に移動して南虢《なんかく》となり、秦によって前六八七年に滅ぼされた。北虢《ほっかく》は虢仲《かくちゅう》の子孫によって山西省《さんせいしょう》運《うん》城市《じょうし》平陸県《へいりくけん》に建てられたが、前六五五年に晋《しん》の献公《けんこう》により滅ぼされた。河南省《かなんしょう》三《さん》門峡市《もんきょうし》上村嶺《じょうそんれい》には北虢《ほっかく》のものと推定される上村嶺虢国墓《じょうそんれいかくこくぼ》がある。いずれも扁鵲の活躍した時代と合わない。

(七二) 官名。戸籍の管理など事務を行う。

(七三) 春秋時代に存在した国。前一〇四六～前三八六年。初代君主は太公望《たいこうぼう》。前三八六年に田和《でんか》によって滅ぼされた。田斉《でんせい》に対して姜斉《きょうせい》とも呼ばれる。現在の山東省辺りに存在した。首都は臨淄《りんし》。

(七四) 前二〇二年、前漢の時代に幽州《ゆうしゅう》に勃海郡が置かれ、後漢の時代に冀州《きしゅう》に移管された。三八六年、北魏《ほくぎ》の時代に渤海郡と改称される。

中庶子は『先生、口からでまかせをおっしゃいませんように。どうして太子を生き返らせようなどとおっしゃるのですか』。扁鵲は次のように答えた。『あなたは私の言葉をでたらめだと決めつけられるが、それでは試しに私の言葉に従って、太子を診察してみなさい。そうすれば必ずや太子の耳に気血が流れる音や、小鼻が気血で張って動くのを確かめられるでしょう。そうして太子の両股から鼠径部までなでると、きっとまだ温かいはずです』。中庶子は扁鵲の話を聞いて宮中に入り、虢の君主に知らせた。虢の君主はこのことを聞いて非常に驚き、宮中を出て宮門の二の門のところで扁鵲を引見して次のように述べた。『私は以前より長らくひそかに先生の偉業のご高徳を伺っておりますす。しかしこれまで実際に直接拝謁《はいえつ》する機会を得ることは叶いませんでした。先生がわが小国にお立ち寄りになり、幸いなことにこの治療を施されるのは、辺境の国の少徳者(七五)である私にとって幸甚の至りです。先生がおいでになったからこその蘇生であり、もしおいでにならなければ、わが子は溝に打ち捨てられて埋もれてしまい、二度とこの世に生まれて帰ってくることはないでしょう』。その言葉が終わらな

(七五)原文は「寡臣」とあり、国君の謙称よりさらに謙譲表現が使用されており、扁鵲への最大限の尊敬が表される。

いうちに、すすり泣いて涙を流し、悲嘆のあまりそれを堰き止めることができないほどであった。扁鵲は『太子のような病は、いわゆる尸蹷《しけつ》といわれるものです』と言って、弟子の子陽《しよう》に鍼《はり》を砥石《といし》で磨かせ、三陽五会《さんようごえ》(七六)の経脈に鍼を刺した。しばらくすると、太子は生き返った。それから弟子の子豹《ししゃく》に命じて通常の半量の熨《あぶ》り薬(七七)を施し、通常の八割の量の薬を調合して両脇に貼って温めた。太子が起き上がれるようになると、さらに陰陽の二気を整えた。太子は薬湯を服用してからたったの二十日間ですっかり元通りに回復したのであった。このことをもって、国中の人々は扁鵲が死者を生き返らせることができると思った。扁鵲は言った。『私は死者を生き返らせることができたわけではありません。太子はもともと死んでいたわけではなく、私は太子を正気に戻しただけなのです』と。」

この逸話に現れる尸蹷《しけつ》とは、すなわち癇の症候である。『素問』では、「五つの絡脈(七八)がすべて消失することによって身脈をすべて動かすために知覚がなくなり、まるで死体のようになるので、尸蹷と称されることもある」(謬刺論《びゅうしろん》)という記述がこの症候の解説である。また

(七六)角屋明彦「扁鵲の〈治療世界〉：虢《かく》太子蘇生説話」(尚美学園大学総合政策研究紀要第二四、一～九頁、二〇一四年三月)によると、①「三陽五会」を「百会《ひゃくえ》」とみる説、②「三陽」を「三陽脈」(太陽《たいよう》・少陽《しょうよう》・陽明《ようめい》)、「五会」を「百会《ひゃくえ》・胸会《きょうえ》・聴会《ちょうえ》・気会《きえ》・臑会《どうえ》」とする説、③「三陽五会」を「三陽五輪《さんようごゆ》」とみて、「三陽脈」と「五輪穴《ごゆけつ》」とする説の三つの説があるとされる。

(七七)温熱作用で患部を温める薬。

(七八)手足のそれぞれの少陰と太陰と足の陽明の絡脈。

『傷寒論』では、「少陰《しょういん》(七九)の脈が触れないのは、腎気《じんき》(八〇)が微弱で精血《せいけつ》(八一)が少なく、奔気《ほんき》(八二)として促迫し上昇して胸膜に入る。すると宗気《そうき》(八三)は胸に戻って集結し、血気《けっき》(八四)も心臓の下に集結するために、陽気(八五)が体の下部に落ち込む。すると陽熱《ようねつ》(八六)が陰部に近い股の内側に籠もってしまい、それが陰気(八七)にも影響を与えて逆に動かすために、身体の知覚の麻痺を起こすのである。これが尸蹷の発症機序である」と記述される。

『金匱方論』では、「尸蹷は脈が動いて気がなくなり、気が閉じてしまって通じなくなるために、動かなくなり死ぬのである」と記される。

(「雑療方《ざつりょうほう》(八八)」に見える。)

考証すると、『外台秘要』「尸蹷方《しけつほう》」に引用される張仲景《ちょうちゅうけい》の論に「尸蹷は脈が動くものである云々」との記述がある。この事実から、雑療《ざつりょう》以下もまた仲景の著述には疑念の余地がないと思われる。(また『素問遺篇《そもんいへん》』本病論にも「尸蹷」の字がある。)『病源候論』には、「尸蹷とは、陰気《いんき》が逆行するものである。その病症は、まるで死んだような状態となり、まだかすかに呼吸があるが通常のものではなく、脈拍はまだ動いているが、知覚がなくなる。患者の耳の内部を聞くと、口をす

(七九)心腎同経《しんじんりょうけい》の代名詞。太陰《たいいん》と厥陰《けついん》の中間にあり、陰気《いんき》を生ずるところである。

(八〇)腎精の化成の気。腎臓の機能活動。

(八一)精とは人体の構成と生命活動を維持する基本物質。血は全身に栄養を行き渡らせ、老廃物を排泄する。腎は精を蔵する働きをする。

(八二)急激に逆上する気。

(八三)食物の消化吸収によって化成した営衛の気と、吸入した大気とが合成された気。全身に気を行き渡らせる出発点。

(八四)血液。

(八五)陰気と相対する気。

(八六)陽気が亢進《こうしん》したことにより起こる病証。

(八七)陽気と相対する気。

(八八)六経の乱れにより起こる病気を外感病と総称し、対して各々関連性が少なく、独立した証を構成する病気をすべて雑病とする。『金匱方論』「雑療方」は、雑病の治療が記された医書として最古のものである。

(八九)血気が体内を巡る音。

(九〇)戦国時代の国。戦国七雄の一つで三晋

ぼめたときに出るひゅうというような音が巡るように聞こえ、(八九)股間が温かいものはこの症候である。耳の内部にひゅうという音が聞こえなくとも、脈が動いている患者は、尸蹷と診断して治療しなくてはならない」とある。『千金方《せんきんほう》』および『外台秘要《げだいひよう》』が引用する『肘後方《ちゅうごほう》』『崔氏方《さいしほう》』もすべて同様の記述である。これは手足が冷たくなり、気が下腹部から心臓まで突き上がって不快な気分が起こり、めまいがして朦朧となり、意識不明となってまるで死んだようになり、その様子はまるで死体のように見えることから、尸厥と称されるのである。しかしその実体は癇の一症候である。

また『史記』によると、「趙《ちょう》(九〇)では扁鵲《へんじゃく》と称された。晋《しん》(九一)の昭公《しょうこう》(九二)の時代、諸大夫《しょたいふ》(九三)の権力が強大となり、公族(九四)の力が弱体化していた。趙簡子《ちょうかんし》(九五)は大夫となり、国政をほしいままにした。その簡子が病気に罹り、五日間意識不明となった。(『策隠《さくいん》(九六)』に「考証すると『韓子《かんし》(九七)』には十日間意識不明であったと記され、記述に相違あり」とある。)大夫たちはみな不安に陥り、扁鵲を招いた。

扁鵲は病室に入って診察した後、退出したところを董安于《とうあんう》(九八)が病状

の一国。前四〇三～前二二二。首府は邯鄲《かんたん》。晋の諸侯であった趙《ちょう》・韓《かん》・魏《ぎ》氏が晋の領土を三分割してそれぞれ独立し、支配した。武霊王《ぶれいおう》のとき全盛期を迎えたが、秦によって滅ぼされた。

(九一)西周・春秋時代の国。前十一世紀～前三七六。現在の山西省にあり、首府は翼《よく》のち絳《こう》。初代君主は周の斉王《せいおう》の弟である唐叔虞《とうしゅくぐ》。景公《けいこう》の時代に公族《こうぞく》の力が弱体化し、大夫《たいふ》の影響力が増大した。春秋時代末期には范《はん》・智《ち》・中行《ちゅうこう》・趙《ちょう》・韓《かん》・魏《ぎ》氏が六卿《ろくけい》を世襲して公室は力を失い、前三七六年、晋の三侯(韓哀侯《かんあいこう》・魏武侯《ぎぶこう》・趙敬侯《ちょうけいこう》)によって滅ぼされた

(九二)。名は夷《い》。在位前五三一～前五二六。趙簡子の専制政治は晋の頃公《けいこう》・定公《ていこう》の時代であり、昭公は定公の誤りか。

(九三)諸侯に仕える小領主。卿の下、士の上に当たる。

(九四)国を治める君主の宗族《そうぞく》。

を訊ねたところ、扁鵲は次のように答えた。「血脈(九九)は正常です。もう不安に思われることはありません。昔、秦《しん》(一〇〇)の穆公《ぼくこう》(一〇一)がかつて同じような状態に陥り、七日後に意識が戻りました。意識がお戻りになったとき、穆公は孫支《そんし》(一〇二)と子輿《しよ》(一〇三)に、『私は天帝の元に参上して大変楽しい思いをしてきた』とお話しになったそうです。私はじっと待つ治療法を偶然にも学ぶ機会があったのでした。今、主君のご病気はこの患者と同じです。三日以内に必ず病は癒えるでしょう。病が癒えれば、必ず何かお話しになるでしょう」。二日半経つと、簡子の意識が戻った。「私は天帝のところに行って大変楽しい思いをしてきた。多くの神々と天に遊楽した。妙なる音楽の九楽章が演奏され、文舞《ぶんのまい》や武舞《ぶのまい》(一〇四)が次々と舞い踊られるその舞楽は、三代(一〇五)の王朝で演奏されてきた音楽とはまったく違ってこの世のものとは思えぬものであり、その音楽の音は人心を揺さぶるものであった」と諸大夫に語った。

この逸話は虚構とも思われるのでここで終わりにするが、もしこの話が事実であれば、間違いなくこれは癇の病証と考えられることから、併せてここに提示しておきたい。

(九五)名に鞅《おう》。春秋時代の晋の政治家で、六卿の一角となる。?～前四六三年。簡子は諡《おくりな》。前四九七年、晋公室を後ろ盾として、魏・智・韓の三氏と組んで中行寅《ちゅうこういん》と范吉射《はんきっしゃ》を滅ぼし、これ以後、四氏が晋の公室と匹敵する力をもつようになった。

(九六)『史記策隠』の略。唐の司馬貞《しばてい》撰。三十巻。『史記』の注釈書であり、史記三家注《しきさんかちゅう》の一つ。

(九七)『韓非子』の別名。戦国時代の思想家、法家《ほうか》である韓非《かんぴ》(または韓非子《かんぴし》)著。

(九八)晋の趙簡子の家臣。?～前四九六。范《はん》・中行氏《ちゅうこうし》の乱を予見したが自殺。自分の短所を改めるという意味の「佩韋佩弦《はいいはいげん》(韋弦《いげん》の佩《はい》)」の故事で知られる。

(九九)気血の運行のこと。

(一〇〇)周代から戦国時代に存在した中国の王朝。前七七八～前二〇六。前二二一年に政《せい》が斉《せい》を滅ぼし中国を統一、始皇帝を名乗る。首都は咸陽《かんよう》。

(一〇一)秦の第九代国君。名は任好《にんこう》。繆公《ぼくこう》とも。在位前六五九～前六二〇。晋を討ち、西戎《せいじゅう》の覇者となる。春秋五覇の一人に数え

今の世にこのような患者を狐妖《こよう》と（一〇六）診断する医家はみな、この病態が癇の病証であることを知らないのである。それはあたかも自分が行ったことのない土地について、さも見たように語ることにほとんど変わりがない。あるいは自分が知らないことを聞いただけで、そのことを極めて詳しく、つまびらかに語ったり、まだ読んだことのない書物について聞きかじりを唱えたり、まったく文字も読めない無学な者が、突然書物をたくさん読んだ人になったかのように、秘伝の治療法を覚えて病を治療しようとしたり、お札を身に付けて疫病を払おうとするようなものである。とすれば、これははたして狐狸のしわざによるものであろうか。そうではなく、どれもすべて癇の病証として考えられるものである。これは穆公簡子《ぼくこうかんし》が癲の発症時に帝の御殿に上がり、仙薬だと聞いたとか、未来のことを語ったとか、熊を討って犬を賜ったなどという話と、いったいどこが違うというのだろうか。厥《けつ》の症候となり、人事不省に陥ったときに奇異な夢を見るのが癇の病証であることは、まったく疑念の余地がない。私もまた初めて孤怪の症候を知ったときは、それが癇の病証と明言するにはまだ疑念の余地があ

られることもある。

（一〇二）秦の大夫公孫支《こうそんし》のこと。公孫枝とも。字は子桑《しそう》。穆公によって晋より招かれた。

（一〇三）秦の大夫。子車《ししゃ》氏とも。

（一〇四）原文は「万舞《ばんぶ》」。鳥の羽や牛の尾を飾った旗竿を持って舞う文舞と、矛や斧を持って舞う武舞の総称。

（一〇五）中国有史以来の夏《か》・殷《いん》・周《しゅう》の三代の王朝。夏は伝説的王朝である。この世で考え得る限り、ということの比喩表現。

（一〇六）狐憑きのこと。狐惑《こわく》とも。一九頁訳注（三二）参照。

ったが、後にはっきりとそれが痼の病証であると断定するに至った。すべからく真理を悟った、という表現が適当であろうか。物事の真理を理解しない者には何を語っても仕方がない。また考察したところ、仏法が世間に次第に浸透するに従って、自分は突然極楽浄土に昇った、地獄に落ちたのを見たなどと言って蘇生する者がいるが、これもまた痼の病証であることを理解しておかなければならない。

附考『史記』正義(一〇七)には、「陝州城《せんしゅうじょう》は、古代の虢国《かくこく》、陝州河北県《せんしゅうかほくけん》の東北、下陽《かよう》にあった古城で(一〇八)、晋の献公《けんこう》(一〇九)が没したところである。また洛州汜水県《らくしゅうしすいけん》(一一〇)は、古代の東虢国《とうかくこく》に存在した。しかし扁鵲がそのいずれを訪れたのかは未だにわかっていない。虢はここを訪れたとされる時代には滅亡していたのである」と指摘している。これについて『策隠《さくいん》』(一一一)は、「考証したところ、傅玄《ふげん》(一一二)には、虢が晋の献公が滅亡する百二十年余り前に存在していた。したがってこの逸話にある虢の太子は誤りである。しかし考えてみると、虢はその後、国の名を郭《かく》と改めて称している。春秋時代に郭公(一一三)は生存していた。すると、これは郭の太子であ

(一〇七) 唐の張守節《ちょうしゅせつ》による『史記』の注釈書。七三六年成立。史記三家注《しきさんかちゅう》の一つ。三十巻。

(一〇八)「下陽」は不明。晋国故城遺址《しんこくこじょういし》や献公の墓が遺っている現在の山西省侯馬市《さんせいしょうこうばし》を指すか。

(一〇九) 春秋時代の晋の第十九代君主。?～前六五一。姓は姫、諱は詭諸。父は晋の第十八代君主武公。在位は前六七六～前六五一。周辺の霍《かく》・魏《ぎ》・耿《こう》を攻め滅ぼした後、虢《かく》を三年かけて攻め滅ぼし、またその帰還時に虞《ぐ》も滅ぼして晋の領土を拡大した。

(一一〇) 現在の河南省鄭州市《ていしゅうし》にある滎陽市《けいようし》。

(一一一)『史記策隠』の略。唐の司馬貞《しばてい》による『史記』の注釈書。三十巻。史記三家注の一つ。

(一一二) 魏・西晋の官僚、文人。字は休奕《きゅうえき》。二一七～二七八。雍州北地郡泥陽県《ようしゅうほくちぐんでいようけん》（現陝西省《せんせいしょう》）の人。文学だけでなく音楽にも優れ、軍歌である鼓吹曲《こすいきょく》の作詞もしたという。著作に『傅子《ふし》』百二十巻。

(一一三) 郭は虢と通じる字である。虢の最後の君主である虢公醜《しゅう》のことを指すか。虢

ろう」と考察した。

これについて私見を述べると、この時代に虢国は決して存在しないので、扁鵲が虢国を訪れて虢の太子の病気を治したという逸話は虚構と思われる。司馬貞《しばてい》(一一四)は誤りに目をつぶり、都合の悪いところを隠して、郭としたのである。偽りを繕ったと言うべきではない。劉向《りゅうきょう》(一一五)の『説《ぜい》苑《えん》』(一一六)を読んでこの逸話を趙の太子と措定すれば、当時秦越人《しんえつじん》の優れた医術を称揚したいという願望と、世間に広まった根拠のない賞賛の作り話が相俟って誤りを一層拡大し、趙《ちょう》を虢と解釈したのであろう。昔の逸話を今の世に置き換えてみると、事実であるかどうかは、実証するしか知り得ないのである。

附考『策隠《さくいん》』によると、「『左氏《さし》(一一七)』に簡子《かんし》が国政を専権したのは定《てい》公《こう》(一一八)、頃公《けいこう》(一一九)の二公の時代であった。昭公《しょうこう》(一二〇)の時代に当たるのではなく、また趙の歴史記述家がこの逸話を記すときも、定公の始めにあった」とある。『正義』では、「静公《せいこう》(一二一)二年のときに桓公《かんこう》(一二二)によって滅ぼされた。

公醜《しゅう》は虢滅亡後、京師《けいし》（洛邑《らくゆう》）に出奔した（あるいは衛《えい》に出奔したとする説も）とされる。

（一一四）生没年不詳。字は子正《しせい》、号は小司馬《しょうしば》。唐の文人。著書に『史記策隠《しきさくいん》』の他、『史記』三皇本紀《さんこうほんぎ》を補筆したことが知られる。

（一一五）前漢末の学者、政治家。前七七～前六。最初の名は更生《こうせい》であったが、成帝《せいてい》の世に向《きょう》と改める。字は子政《しせい》。前漢の初代皇帝劉邦《りゅうほう》の異母弟である劉交《りゅうこう》の玄孫。著書は他に『新序《しんじょ》』三十巻（現行本は十巻）、『列女伝《れつじょでん》』など。

（一一六）成立年未詳。二十巻。劉向《りゅうきょう》撰。時の成帝を諫める目的により、上古から前漢に至るまでの多くの書物から君臣の道に関する教訓的故事を集めた説話集。

（一一七）『春秋左氏伝《しゅんじゅうさしでん》』の略。作者未詳。通称は『左伝《さでん》』、『春秋左氏《しゅんじゅうさし》』『左氏伝《さしでん》』とも。孔子《こうし》の編纂とされる歴史書『春秋《しゅんじゅう》』の代表的注釈書である。現存する他の注釈書『春秋公羊伝《しゅんじゅうくようでん》』『春秋穀梁伝《しゅんじゅうこくりょうでん》』と合わせて春秋三伝《しゅんじゅうさんでん》（略して三伝《さんでん》）と称される。

この事実と趙の諸侯に関する記録書とを照合すると、簡子の病気は定公十一年にあったことである」とある。これらの記述を踏まえてこの逸話を読み返すと、扁鵲《へんじゃく》が簡子を診察したという事実自体が非常に疑わしくなる。

これに対する反論として、司馬遷は秦越人の伝記を著した中で、その才能が優れていることを以下の三つのエピソードに記している。すなわち、趙の簡子を診察したこと、虢の太子を治療したこと、斉の桓公を望診したことである。しかし、これらのエピソードを詳細に考察すると、司馬遷はこれ以前、晋・趙の諸侯の伝記の記述において、簡子が故国政を専横した時代を定公、頃公の在位の期間としている。にもかかわらず、扁鵲の伝記を記述するに当たって「晋の昭公の時代に当たる」とするのは、自ら矛盾を露呈しているのではないか。虢は扁鵲の生まれる以前に滅亡し、すでに百二十余年も経っている。とすれば、扁鵲の時代に、どうして虢の太子が生きていることがあろうか。斉の桓公小白はすでに亡くなって何年も経ち、扁鵲の時代には斉の桓

(一一八)春秋時代の晋の君主。姓は姫《き》、名は午《ご》。?~前四七五。父は晋の第三十三代君主頃公《けいこう》。在位は前五一二~前四七五。

(一一九)春秋時代の晋の君主。姓は姫《き》、名は去疾《きょしつ》。?~前五一二。父は晋の第三十二代君主昭公《しょうこう》。在位は前五二六~前五一二。周王室の内乱に対して晋軍を派兵した結果、国内で六卿《りくけい》の勢力が強くなり、公室は弱体化した。

(一二〇)春秋時代の晋の君主。姓は姫《き》、名は夷《い》。?~前五二六。父は晋の第三十一代君主平公《へいこう》。在位は、前五三二~前五二六。

(一二一)春秋時代の晋の最後の君主。姓は姫《き》、名は倶酒《ぐしゅ》。父は晋の第三十九代君主孝公《こうこう》。生没年未詳。在位前三五七頃~前三四九頃。前三四九頃、魏《ぎ》・韓《かん》・趙《ちょう》によって晋は滅ぼされ、静公は家人とされたと伝えられる。

(一二二)戦国時代の斉《せい》(田斉《でんせい》)の第三代君主。姓は嬀《き》、氏は田《でん》、名は午《ご》。前四〇〇~前三五七。父は斉の初代君主太公。在位は前三七四~前三五七。

公はいなかった。したがって、斉の桓公を望診したというエピソードも不可解である。いったいどの桓公なのか、これも同じく大いに疑問とせねばならない。以上のことから、扁鵲の三つのエピソードはすべて信じることができないと結論できる。司馬遷は、虚飾で彩られた文を慰み弄び、誤りを粉飾して『史記』百三十巻を製作した。才芸を実際より大きく見せようとして何もないところに虚構をでっちあげ、自分が書いた語句の矛盾に気がついていないのである。国がとっくに滅亡しているにもかかわらず、そのことを記載せず、人物の生死も調査していない。文人としてなんと不誠実なことだろう。それもここまでひどいとは。このような視点に立ってエピソードを見極めると、史記の一部は道で聞きかじった受け売り、伝聞のあてにならない浮説であり、疑わざるを得ないことが多いので、ますます信じられないと思われる。

附考『策隠《さくいん》』には、「考証すると、傅玄《ふげん》はこの時代には斉に桓公はすでにいなかった」と記されている。裴駰《はいいん》(一一三)は「斉侯とは、田和《でんか》(一一四)の子であ

(一一三) 南朝宋の歴史家。字は尤駒《ゆうく》。生没年未詳。父は『三国志』の注を作った東晋末から宋初にかけての政治家であり歴史家であった裴松之《はいしょうし》。その著『史記集解《しきしっかい》』八十巻は『史記索隠《しきさくいん》』『史記正義《しきせいぎ》』とともに史記三家注の一つに数えられる。

(一一四) 戦国時代の斉《せい》(田斉《でんせい》)の初代君主。太公《たいこう》。姓は嬀《き》、氏は田《でん》、名は和《か》。?~前三八五。在位前三八六~前三八五。父は田白《でんはく》。斉《せい》(姜斉《きょうせい》)の宰相であったが、前三九一年に康公《こうこう》を廃して自ら国君を名乗った。姜斉《きょうせい》と区別するために田斉《でんせい》と呼ばれる。

る桓公田午《かんこうでんご》のことを指している」と述べている。したがって趙の簡子なる者は極めて疑わしい。

以前『後漢書《ごかんじょ》』(一二五)郭玉伝《かくぎょくでん》(一二六)の注釈を調査すると、『韓子《かんし》』には、「扁鵲は晋の桓公を診察して、国君は病気に罹っておられ、病気は体表である皮膚上に止まっていると述べた」と記されている。そこで実際に『韓非子《かんぴし》』を調べてみたところ、はたして蔡《さい》(一二七)の桓公として(一二八)記述されている。以上のことからも、当時伝わっていた怪しげな逸話はどれも根拠のない作り話である。あるときは斉《せい》と言い、あるときは蔡《さい》と言っているところから、それが嘘であるか、真実であるかがわかろうというものである。『史記』はもはや信ずるに足りない。また引用された『韓子』ですら疑いがないとは言えない。したがって私は反論しないわけにはいかないのである。

(一二五)范曄《はんよう》編。五世紀成立。後漢について書かれた歴史書で、二十四史の一つ。本紀十巻、列伝八十巻、志三十巻の全百二十巻。

(一二六)『後漢書』巻八十二下。郭玉《かくぎょく》は後漢の名医。広漢郡雒県《こうかんぐんらくけん》(現在の四川省広漢県《しせんしょうこうかんけん》)の人。漢の和帝の下で太医丞《たいいじょう》(医薬を司る最高位の官名)に任ぜられた。『後漢書』「郭玉伝」には郭玉の優れた医術を称えた逸話を多く伝える。

(一二七)周代に現在の河南省上蔡県《かなんしょうじょうさいけん》一帯を領土とした侯国。前十一世紀に周の武王《ぶおう》の弟である蔡叔度《さいしゅくど》が初代君主として封じられ、前四四七年に楚《そ》の恵王《けいおう》に滅ぼされた。

(一二八)春秋時代の蔡《さい》の君主。姓は姫《き》、名は封人《ふうじん》。?~前六九五。父は蔡《さい》の第十一代君主宣侯《せんこう》。在位は前七一四~前六九五。

第五章

子癇《しかん》

『病源候論』には、「妊娠痙の症候として、人体が虚風《きょふう》(一)に当たることによって経絡《けいらく》(二)を停滞させ、発病すると歯を食いしばって口が開けられなくなり、背が屈伸困難となり、俯仰《ふぎょう》(三)できなくなる。この症候が痙《けい》と名称されるものである。妊娠して発症する患者は、目がかすんでぼんやりとし、意識が昏迷して人事不省に陥る。すぐに意識ははっきりするが、また再発する。同じくこれも病因となる風邪《ふうじゃ》が太陽経《たいようけい》(四)を傷害したために痙の症候を起こすのである。子癇、子冒とも称されるものである」とある。後世の子癇の名称はこの記述に依拠するものであるが、

(一) 人体を害する病因となる気候。
(二) 全身の気血を運行し、臓器の働きを調節する経脈と絡脈の総称。経脈は直行する脈であり、絡脈は網の目のように全身を網羅する支脈。
(三) うつ伏せ、あお向け。
(四) 足の太陽膀胱経。

これは誤りである。癇が発症するのは胎児によるものではない。つまり妊婦本人が罹患した病気である、したがってこれは妊癇《にんかん》と称するのが適当であり、子癇と称してはならない。子淋・子腫のような別称もすべて同じものである（詳細は淋門《りんもん》・水脹門《すいちょうもん》に記載）。

並びに、癇が明け方に発症した者は足の少陽経（五）、早朝に発症した者は足の厥陰（六）、日中に発症した者は足の太陽経（七）、甲夜（午後八時頃〈あるいは午後十時頃〉）に発症した者は足の陽明経（八）、夜半に発症した者は足の少陰経（九）に風邪が入ったものである。

『千金方』の記載

昼に発症した者には陽蹻《ようきゃく》（一〇）、夜に発症した者には陰蹻《いんきゃく》（一一）に灸を据える。

劉純《りゅうじゅん》（一二）の『玉機微義《ぎょくきびぎ》』（一三）では、「考証すると潔古《けっこ》（一四）の説は以下のとおりである。昼に発症した者には陽蹻、夜に発症した者には陰蹻に灸を据えると良い」と。

陽蹻癇《ようきゃくかん》

李杲《りこう》（一五）の『蘭室秘蔵《らんしつひぞう》』（一六）に見える。

（五）足の少陽胆経。
（六）足の厥陰肝経。
（七）足の太陽膀胱経。
（八）足の陽明胃経。
（九）足の少陰腎経。
（一〇）奇経八脈の一つである陽蹻脈《ようきゃく》のこと。足根より起こり、外踝《そとくるぶし》の中脈穴に沿って上行して脳に至るもの。
（一一）奇経八脈の一つである陰蹻脈《いんきゃく》のこと。足根の内側より起こり、内踝《うちくるぶし》に沿って上行して眼部に至るもの。
（一二）十四～十五世紀の医家。字は宗厚《しゅうこう》。父の劉叔淵《りゅうしゅくえん》は朱丹溪《しゅたんけい》の弟子。著書に『玉機微《ぎょくきび》義《ぎ》』五十巻、『医経小学《いけいしょうがく》』六巻、『雑病治例《ざつびょうちれい》』一巻、『傷寒治例《しょうかんちれい》』一巻。
（一三）原文は「王機微義」。徐用誠《じょようせい》原撰、劉純《りゅうじゅん》によって序が記され、一三九六年成立。五十巻。李朱《りしゅ》医学を日本に導入した室町時代末期の医家曲直瀬道三《まなせどうさん》（一五〇七～一五九四）の著『啓迪集《けいてきしゅう》』に多く引用され、日本の医学に与えた影響は大きい。
（一四）張元素《ちょうげんそ》。字は潔古《けっこ》。一一五一～一二三四。金代の医家で易州《えきしゅう》（河北省易水県《かほくしょうえきすいけん》）の

奇経癲癇《ききょうてんかん》

王肯堂《おうこうどう》の『証治準縄《しょうちじゅんじょう》』に見える。陽維《ようい》(一七)・陰維《いんい》(一八)・督脈《とくみゃく》(一九)などに現れる癲の症候が掲載される。

重陽《じゅうよう》(二〇)の患者は狂疾《きょうしつ》となり、重陰《じゅういん》(二一)の患者は癲疾《てんしつ》となる。

これは『八十一難《はちじゅういちなん》』(二二)の出典による。

しかし癲狂《てんきょう》は根本が同一の病気なのであるから、どうして陰陽を分かつことができようか。秦越人《しんえつじん》の説は誤りである。（『丹溪纂要《たんけいさんよう》』(二三)には、重陰・重陽の区別は、『難経《なんぎょう》』(二四)の説であると記されている。河間《かかん》(二五)の『原病式《げんびょうしき》』(二六)は『素問』の論述に基づくものである。その上で、癲狂はいずれも熱病であるから、重陰の説が誤りであることが明白となる。『医学正伝《いがくせいでん》』(二七)は「『難経《なんぎょう》』の陰陽の説は、おそらく正しい理論ではない」と述べている。賀岳《ががく》(二八)の『医経大旨《いけいだいし》』(二九)もまた同様である。その他劉朱に同意する者は全員が秦越人の説を誤りとみなしている。秦越人の説を

人。金・元代の易水学派《えきすいがくは》の創始者。劉完素《りゅうかんそ》と親交があり、『内経《だいけい》』の研究と臓腑の生理・病理研究などから臓腑弁証説《ぞうふべんしょうせつ》を確立した。著書の大部分は失われ、現存は『医学《いがく》啓源《けいげん》』三巻と『臓腑標本寒熱虚実用薬式《ぞうふひょうほんかんねつきょじつようやくしき》』のみである。

（一五）金・元の医家。一一八〇～一二五一。字は明之《めいし》。号は東垣老人《とうえんろうじん》か。真定《しんてい》（河北省《かほくしょう》正定《せいてい》）の人。金元四大家の一人。張元素について医学を学び、病因が必ずしも外邪に求められるものではなく、飲食や環境、寒暖の差やストレスなどの要因によって内傷を引き起こすという内傷学説《ないしょうがくせつ》を提唱。とくに脾と胃を重視する「脾胃論《ひいろん》」を展開した。朱震亨《しゅしんこう》と合わせて李朱医学《りしゅいがく》と称される。著書に『脾胃論《ひいろん》』、『内外傷辨惑論《ないがいべんわくろん》』など。

（一六）李杲《りこう》原著、羅天益《らてんえき》編。一二五一年頃成立。現行本は六巻本、三巻本、二巻本があるが、いずれも全二十一編。病門分類や治方など、李杲の研究の集大成とも言える書で、弟子の羅天益が遺志を継ぎ完成させた。

（一七）奇経八脈の一つ。外踝《そとくるぶし》の下方より起こり、下肢外側、側腹部、側胸部、肩部、後

正しいと信ずる者、すなわち王肯堂《おうこうどう》の『証治準縄《しょうちじゅんじょう》』、張介賓《ちょうかいひん》の『景岳全書《けいがくぜんしょ》』などに至っては、弁解ばかりを山ほど言い散らし、陰陽の説をあくまで正しいと主張する。ここまで来ると医家の腐ったたわごとという評価も免れまい。

大人が発症すると癲と呼称され、小児が発症した場合は癇と呼称される。『病源候論《びょうげんこうろん》』には、「癇は小児の病である。十歳以上の発症について癲と定義し、十歳以下の発症について癇と定義する」と記され、『医学綱目』には、「徐嗣伯《じょしはく》(二〇)の説によると、大人が発症すると癲と称し、小児が発症すると癇と称す」と記されている。これらも同じく癲と癇が一つの病気であることを理解していないからである。だから王肯堂は「『素問』によると、癲は母の胎内に驚疾の病邪を受けたことにより、発症するものであると説明されている」と述べたのである。もしそこで小児に癲の発症はないのかと疑問に思ったとすれば、それはまさしくもっともなことである。『赤水玄珠《せきすいげんじゅ》(二一)』もまたこの説を剽窃して「癇病は大人の発症には常に現れる症候であり、中でも婦人の患者が大変多い」と記している。

頰部を経て頭頂部に至る。

(一八)奇形八脈の一つ。内踝《うちくるぶし》の上方より起こり、下肢内側、腹部、胸部、咽喉を通って後頸部に至る。

(一九)奇形八脈の一つ。会陰部に起こり、脊柱内を上行し、風府穴《ふうふけつ》より脳に入り、上行して頭部から額、鼻柱《びちゅう》を通って上歯に至る。

(二〇)陽の部位に陽脈が現れ、陰の部位にも陽脈が現れること。具体的には、寸尺ともに浮滑で長の脈を表すこと。

(二一)陰の部位に陰脈が現れ、陽の部位にも陰脈が現れること。具体的には、寸尺ともに沈渋で短の脈を表すこと。

(二二)『難経《なんぎょう》』のこと。『黄帝八十一難経《こうていはちじゅういちなんぎょう》』とも。全三巻（五巻本のものもある）。著者、成立年代ともに未詳。唐代の楊玄操《ようげんそう》『難経《なんぎょう》集注《しゅうちゅう》』および『旧唐書《きゅうとうしょ》』経籍志《きょうせきし》に初めて撰者を秦越人とする記載が現れるが、伝説の域を出ず、実際には後漢末期には完成し、流布していたと思われる。

(二三)『丹溪先生医書纂《たんけいせんせいいしょさん》要《よう》』の略称。『医書纂《いしょさん》要《よう》』とも。二巻。明の盧和《ろわ》編。一四八四年成立。朱震亨《しゅんしんこう》の医学書に基づき、内科の雑

癇は驚と痰に病邪の属性がある。朱震亨《しゅしんこう》の医説の概要はこのようなものである。したがって『丹溪心法附余《たんけいしんぽうふよ》』(三二)の方広《ほうこう》(三三)の医説の意味は上記のとおりである。何としたことか。癇は言い換えると驚であり、驚は言い換えると癇なのであるから、どうして驚が原因で癇を発症することがあろう。すべからく癇の病邪が気分証《きぶんしょう》(三四)の段階にある者は、必ず驚の症状を起こす。驚を原因として癇が発症するのではない。それはちょうど痱《ひ》(三五)の病邪が気分証の段階にある患者が、必ず昏倒して痱を発症するのと同様である。癇の病邪が気分証に至っていない患者は、たとえしばしば驚き怖れたとしても癇を発症することはない。またやはり痱《ひ》の病邪が気分証に至っていない患者が、しばらく倒れ伏していたとしても、痱を発症することはないのと同様である。後世の医家で朱震亨の学説を信奉する者たちは、もっぱら癇について、「驚に起因して発症するので、絶対に患者を驚かせてはいけない。これはつまり今日俗に痱と称されるものであり、転倒することによって発症する。気を付けて転倒しないようにしなさい」などと言う。勉強不足も甚だしい。痰は本来そのままの状態に過ぎないのであるから、こじつけも休み休

病を主とする。丹渓の原著と『丹溪心法《たんけいしんぽう》』から病門を再分類して注疏を加えている。

(二四)『難経』「二十難」に「重陽の者は狂す。重陰の者は癲す」とある。

(二五)劉完素《りゅうかんそ》のこと。金代の医家。金元四大家の一人。河間《かかん》(河北省河間《かほくしょうかかん》)の人。字は守真《しゅしん》、号は通玄処士《つうげんしょし》、通称を河間《かかん》と称される。生没年不詳(一一二六頃〜一二〇〇頃)。撰著に『素問玄機原病式《そもんげんきげんびょうしき》』一巻、『素問病機《そもんびょうき》気宜保命集《きせんほめいしゅう》』三巻、『傷寒直格《しょうかんちょっかく》』三巻など。『内経』理論と五運六気学説を結びつけ、火熱が人体にさまざまな疾病をもたらすという火熱論を提唱した。

(二六)『素問玄機原病式《そもんげんきげんびょうしき》』の略称。劉完素《りゅうかんそ》撰。一巻。一一五四年頃成立。一一八二年初刊。『素問』の五運六気による驚・躁・擾・狂・越・妄・譫・鬱などの証をすべて火熱の変と見なし、診察の枢要を整理して注釈を施したもの。

(二七)明の虞摶《ぐたん》編。八巻。一五一五年成立。朱丹溪《しゅたんけい》の学説を中心に、『素問』『難経』などの古医籍の研究と歴代医家の著述に自らの臨床経験を踏まえ、各病証について論じ

み言ってもらいたいものである。

　五臓はそれぞれ獣形を成す『銭氏小児直訣《せんししょうにちょっけつ》』(三六)では次のように記されている。「およそ五癇を治すためには、すべてそれぞれの臓器に従って治療する。臓器ごとにそれぞれ一つの獣の形をしているからである。もし腰骨が反折して角弓のような状態となる角弓反張《かくきゅうはんちょう》となって眼球が上転し、犬のような声を出す症候であるなら、肝を病邪が犯している。もし両眼を見開き、舌が長くだらりと垂れ下がり、羊のような声を出す症候なら、心を病邪が犯している。もし両眼が前を向いて凝視したまま瞳に意識がなく、腹痛があり、牛のような声を出す症候なら、脾を病邪が犯している。もし全身が痙攣して角弓反張し(驚跳)、手の脈象が縦《じゅう》(三七)であり、鶏のような声を出す症候なら、肺を病邪が犯している。もし四肢身体が死体のようであり、口から涎を流し、猪のような声を出す症候なら、腎を病邪が犯している」(銭乙《せんいつ》(三八)の門人である閻孝忠《えんこうちゅう》(三九)の編集による)。このように獣を五臓にあてがうのは、甚だ常軌を逸した愚者である。

　獣を臓器にあてがう説では、胃にはあてがわれるが腎にはあてがわ

たもの。由直瀬道三《まなせどうさん》の『啓迪集《けいてきしゅう》』に引用され、日本の医学にも影響を与えた。

(二八)明代中期の医家。字は汝瞻《じょせん》。海塩《かいえん》(浙江省海塩県《せっこうしょうかいえんけん》)の人。編著に『医経大旨《いけいだいし》』が知られる。他に『医経大旨』の凡例に『明医会要《みんいかいほう》』が既刊されたと記されており、また他に『診脈家宝《しんみゃくかほう》』『薬性準縄《やくせいじゅんじょう》』があるとされるが、いずれも伝わらない。

(二九)汝瞻《じょせん》著。八巻八冊。歴代医書からの要点を引用した医学全書形式のもの。

(三〇)南朝の斉の時代の医家。字を叔紹《しゅくしょう》。名医として位階勲功に与る医家を輩出した徐氏の家系の四代目に当たる。風眩《ふうげん》の診断・治療・研究で知られた。著作に『落年方《らくねんほう》』三巻、『薬方《やくほう》』五巻、『雑病論《ざつびょうろん》』一巻があったがいずれも散逸。

(三一)明の孫一奎《そんいっけい》編。三十巻。内科・外科・婦人科・小児科の病証七十余門について述べ、証を「寒熱虚実表裏気血」の八字にあるとした。

(三二)明の医家である方広《ほうこう》撰。一五三六刊。二十四巻。丹渓医学《たんけいいがく》の総合的医学書。

(三三)明の医家。字は約之《やくし》、号は古庵《こあん》。休寧《きゅうねい》

れない。陳言《ちんげん》(四〇)の『三因方《さんいんぽう》』(四一)では次のように説明されている。「病気に罹った者は目がかすんでめまいがする云々。馬のいななきのような声を発する者は、病名を馬癇と称する。馬は十二支の午に属するので、五経における手少陰《てのしょういん》(四二)が治めるものである。この経脈は五臓の心《しん》が支配するため、病邪に犯されると心経《しんけい》(四三)の経脈に病が発症し、患者は目がくらみ目がかすむ云々。羊の鳴き声のような声を発する者は、病名を羊癇と称する。羊は十二支の未に属することより、五位法《ごいほう》(四四)では南西、足太陰《あしのたいいん》(四五)が治めるものである。この経脈は五行説の土が司るため、脾経(四六)の経脈に病が発症し、患者は目がくらみ意識不明となるのである云々。鶏の鳴き声のような声を上げるのは、鶏が十二支の酉に属するので、足陽明《あしのようめい》(四七)の経脈が治めるものである。この経脈は五行説の金が司るため、胃経の経脈に病が発症し、患者は目がかすんで頭がぐるぐるまわる云々。猪の鳴き声のような声を上げる者は、猪癇と称される。猪が十二支の亥《がい》に属するために、手厥陰《てのけついん》(四八)の経脈の影響を受け、この経脈は、心胞《しんほう》(四九)や風木《ふうもく》(五〇)が治めるため、腎経(五一)の経脈に病が発生し、患者は目がかすんで頭がぐるぐるまわる云々。牛の吼えるような声を出す者

（安徽省《あんきしょう》）の人。朱丹溪の医学を学び、『丹溪心法附余《たんけいしんぽうふよ》』の他、『脈葯証治《みゃくやくしょうち》』などを著す。

（三四）今日の気分・感情症ではなく、温熱病の化熱段階の一つ。病邪が衛分《えいぶん》より深く転じ、邪正ともに相争っている段階。気分証からさらに病邪が深く入ると、営分証《えいぶんしょう》あるいは血分証《けつぶんしょう》の段階となる。

（三五）「はい」とも読む。中風の一種。四肢が動かず、感覚麻痺、意識障害などを伴う。

（三六）『銭氏小児薬証直訣《せんししょうにやくしょうちょっけつ》』の略称。三巻。宋の銭乙《せんいつ》著、編集は門人の閻孝忠《えんこうちゅう》、薛己《せっき》註。一一一九年刊行。小児科の専門臨床医学書として大きな影響を与えた。

（三七）脈象の一つ。相剋の脈象。

（三八）宋の医家。字は仲陽《ちゅうよう》。生没年不詳（一〇三五～一一一七頃）。山東省委州《うんしゅう》の人。小児科の医家として高名。その医学理論は、門人の閻孝忠《えんこうちゅう》の編集による『小児薬証直《しょうにやくしょうちょっ》訣《けつ》』より知られる。他に『嬰孺論《えいじゅろん》』百編が著されたが散逸。

（三九）北宋の小児科医。季忠《きちゅう》とも。字は資欽《しきん》、大梁《たいりょう》（現在の河南省開封《かなんしょうかいふう》）、一説に

は、牛癎と称される。牛が十二支の丑に属するので、手太陰《てのたいいん》(五二)の経脈が治めるものである。この経脈は、湿土《しつど》(五三)が司るため、肺経(五四)の経脈に病が発症するのである」。

また次のように述べられている。「五癎は五臓に病邪の属性が符合しており、腎がなくて胃がある者は、腎が鼠に属するので(五五)、鼠が家畜でないのと同様に、精神は臓器を養うものではなく、薬方によって治療するような主要な病状を形成しないので、腎は癎を発症しないのである。胃は鶏に属し(五六)、鶏は六畜(五七)に関わるので、臓腑の精華は面色に現れる(五八)。胃は五臓の海(五九)であり、他の腑とは比較にならないほど重要である。また犬は十二支の戌に属するので、手太陽小腸経《てのたいようのしょうちょうけい》(六〇)が治めるものである。六畜に属するとはいえ、最初から犬癎を発症しない者は、辰戌《しんじゅつ》が魁罡《かいごう》(六一)に当たり、あらゆるものが消失することになるので、癎の病理現象は出現しない。古方派はまだこの類例を究明していない」。ああ、陳言のこの学説がどれほどひどく偏っており、歪曲されて正しい論理に導かれていないことだろう。これがいかに愚かで惑わすようなものであるかは、挙げて引用した上記箇所を見るだけで十分である。学説

許昌《きょしょう》（現在の河南省許昌《かなんしょうきょしょう》）の人。銭乙《せんいつ》の弟子で、『小児薬証直訣《しょうにやくしょうちょっけつ》』三巻を編集。

(四〇) 南宋の医家。生没年未詳。字は無択《むたく》、号は鶴渓道人《かくけいどうじん》。青田《せいでん》（浙江省麗水市《せっこうしょうれいすいし》）の人。編著に『依源指治《いげんしち》』六巻、『三因極一病証方論《さんいんきょくいつびょうしょうほうろん》』十八巻など。

(四一)『三因極一病証方論《さんいんきょくいつびょうしょうほうろん》』の簡称。南宋の陳言撰。一一七四年成立。十八巻。病因を「外因《がいいん》（六淫《ろくいん》）」「内因《ないいん》（七情《しちじょう》）」「不内外因《ふないがいいん》」の三種に分類した臨床医学書。

(四二) 手少陰経脈《てのしょういんのけいみゃく》の略称。心経の脈。十二経脈の一つ。体内では心に属し、小腸をまとい、咽部と眼に連なる。陰気の初生の場所。

(四三) 手少陰心経《てのしょういんしんけい》の略称。手少陰経脈《てのしょういんのけいみゃく》のこと。

(四四) 五行説における五方位で坤《ひつじさる》、すなわち南西の方角。

(四五) 脾足太陰脈《ひのあしのたいいんのみゃく》の略称。脾経の脈。十二経脈の一つ。体内では脾に属し、胃をまとい、心と舌根に連なる。

(四六) 足太陰脾経《あしのたいいんのひけい》の略称。足太陰経脈のこと。

(四七) 足陽明経脈《あしのようめいのけいみゃく》の略称。胃経の脈。十二経

とはもはやこのような代物なのである。ましてそれ以下の医家の類などは、これをもって想像するべきであろう。

『玉機微義《ぎょくきびぎ》』には次のように記されている。「考証すると、『千金方』には六畜癇が記述されている。曰く馬、曰く牛、曰く羊、曰く猪、曰く犬、曰く鶏。また六畜を病邪の属性として五臓に配していない。さて『三因方《さんいんぽう》』に引用される五癇では、犬癇の症候を記していない。銭氏は五癇の一症候を記述しているが、馬癇の症候を記していない。これら二書は五獣を五臓にあてがっているが、それぞれの書によって説が違い、それらすべての根拠とするものがわからない。『三因方』には馬癇があって犬癇がなく、五臓に胃があって腎がないという学説を述べているが、これまた依拠することはできない」。この劉純《りゅうじゅん》の説は反証というにはあまり明快ではないが、それでもかなり陳言の説が支離滅裂であることがわかる。これでようやく解説が十分になされ得るだろう。前に掲出したのはこのような理由による。

『内経《だいけい》』には癲の記述はあるが癇という記述はない。癇は五臓それぞれに従って発症し、癲は心にすべからく帰属するものである。『玉機微

脈の一つ。体内では胃に属し、脾をまとう。

(四八) 手厥陰経脈《てのけついんのけいみゃく》の略称。手厥陰心包絡経《てのけついんしんぽうらくけい》ともいう。心包絡《しんぽうらく》の経脈のこと。十二経脈の一つ。心包絡に属し、三焦《さんしょう》をまとい、横隔膜に連なる。

(四九) 心臓の外膜。付随する脈絡を心包絡という。

(五〇) 気候の異常によって五気（風・熱・湿・燥・寒）が過剰となることを五淫といい、風淫による邪が風邪となる。自然界の風と五淫の風とは五行説では木に当たるので、しばしば風木と並称される。

(五一) 足少陰腎経《あしのしょういんのじんけい》の略称。足少陰経脈《あしのしょういんのけいみゃく》のこと。十二経脈の一つ。体内では腎に属し、膀胱をまとい、脊髄、肝、隔膜、喉部、舌根、肺、心、胸腔などに連なる。

(五二) 手太陰経脈《てのたいいんのけいみゃく》の略称。肺の経脈のこと。十二経脈の一つ。体内では、中焦に起こり、大腸をまとって胃の上口を巡り、横隔膜を通って肺に属す。

(五三) 自然界の土と五淫の湿は五行説の土に属するのでしばしば並称される。

(五四) 手太陰肺経《てのたいいんのはいけい》の略称。手太陰経脈《てのたいいんのけいみゃく》に同じ。

義』には次のように記されている。「考証すると、『内経』では癲と記述しても、癇という記述はない。古方派は癲と癇を両方用いて、ことによると合体させて一単語として使う。ある者は風癲、またある者は風癇、また他の者は癲狂と称して、指し示す症候も一つではない。思うに癇病は五臓に従って発症し、癲病は心に帰属する。したがって、ここでは風癇について別に分類の部門を立て、癲狂を合併して一部門とした」。『赤水玄珠《せきすいげんじゅ》』において孫一奎《そんいっけい》(六二)は次のように述べている。「考証すると、風癇を別にして一部門を立てている。癲狂とはいずれも似ていないことを明確にするならば、それが正しい方法と思われる。また癲狂を合併して一部門とすると述べた。今この著を編み終えてこのことを再考してみると、癲狂の部門、項目が双方ないままである。なぜ未だにこれらを補足しないのだろうか」。

『証治準縄《しょうちじゅんじょう》』では次のように記されている。『素問』ではわずかに癲という病名があるが、癇の記述には及ばない。『霊枢』にはつまり癇瘈《かんけい》・癇厥《かんけつ》の病名が記載され、多くの書物に癲狂者という記述がある。癲癇と記す者、風癇と記す者、驚癇と記す者、癲癇を分けて二つの分

(五五)腎は五行説の水に属する。鼠は十二支では子に通じ、子は五方の北に当たり、北は五行説の水に属することより、鼠は五行説の水を象《かたど》ったものという論理による。

(五六)五行説で胃は土に属する。鶏は五畜のうち木に属するので、胃と一致しない。

(五七)六種の家畜で、馬・牛・羊・豕《し》(猪・豚)・犬(狗)・雞(鶏)のこと。

(五八)五行説の五支では、面色は火に属するので、胃、鶏と一致しない。

(五九)胃は食物を受納し、飲食の消化を行うので、水穀の海、五穀の腑、太倉ともいう。『霊枢五味篇』に「胃は五臓六府の海なり」とある。

(六〇)手太陽経脈《てのたいようけいみゃく》に同じ。十二経脈の一つ。体内では心臓をまとい咽を巡り膈膜に下り胃に至り小腸に属す。

(六一)北斗七星の先端の星。庚辰《こうしん》、壬辰《じんしん》、戊戌《ぼじゅつ》ともいう。辰戌は当たらない。

(六二)明の医家。字は文垣《ぶんえん》、号は東宿《とうしゅく》、また生生子《せいせいし》とも。休寧《きゅうねい》(安徽省黄山市《あんきしょうこうざんし》)の人。一五二二〜一六二〇頃。腎間動気説を初めて提唱した。編著に『赤水玄珠《せきすいげんじゅ》』など。

類部門とする者もおり、結局定説に至っていない。つまるところ、単に癲とのみ記す者は『素問』に依拠し、癲狂と記す者は『霊枢』に依拠していることになる。要するに、癇・癲・狂には互いに非常に隔たりがあり、名称は丸い玉のように似ているが、その実指すところは一つの意味ではないのである。『霊枢』癲狂を編纂して一つの病名の部門を設けたとはいうものの、病に冒される場所と病の症候との双方が記載され、治療を最優先させるという目的から外れてしまっている。これを癇と比較してみると違いがわかる。『霊枢』ではすでに癲狂で一部門としているので、古人は病の表現型から癲と診断したり、狂と診断したりしており、その症候がそれぞれまったく異なって見えるとはいえ、その根本は同一の病であるのがわかる」。肯堂《こうどう》はこのことを知らない。なんと愚かで蒙昧なのであろうか。

『錦嚢秘録《きんのうひろく》』(六三)には次のように記されている。「癇とは、悪病である。その病状の出現の仕方としては五つある。一つ目は驚癇といい、俗に羊癇と呼ばれるもので、心病が外に現れた症候である。二つ目は風癇といい、俗に犬癇と呼ばれており、肝病が外に現れた症候である。三

(六三)『馮氏錦嚢秘録《ひょうしきんのうひろく》』の略称。『馮氏錦嚢《ふうしきんのう》』とも。明清《みんしん》の医家馮兆張《ふうちょうちょう》撰。一六八六年刊行。五十巻。「内科纂要《ないかさんよう》」「雑症大小合参《ざっしょうだいしょうがっさん》」「痘診全集《とうしんぜんしゅう》」「雑症痘診薬性主治合参《ざっしょうとうしんやくせいしゅじがっさん》」の四種により構成され、内科・小児科・婦人科・外科の各科病証や痘疹・薬物・脈診・導引養生《どういんようじょう》などに及ぶ。

つ目は食癇といい、俗に牛癇と呼ばれるもので、脾病が外に現れた症候である。四つ目は顚狂という。俗に鶏癇と呼ばれるもので、肺病が外に現れた症候である。五つ目は尸癇といい、俗に猪癇と呼ばれており、腎病が外に現れた症候である。（この記載は無理矢理まとめ合わせ、五臓に割り当てて五癇の名目に継ぎ足そうとしているが、これは本当に専門の医家なのだろうか。これ以上彼らの学説を聞くには及ばない）」。『赤水玄珠』に「癲・狂・癇の三つの病気を分けるのは誤りである」とあるが、ここには本文を掲げない。反論として次のように記しておこう。「劉純や『黄帝内経』の記すところでは癇とは言わない」という論説は、もはや実にいいかげんで誤りが多い。見聞が広く、知識の深い王肯堂のような学者は、さらに「『素問』では癇とは言わない」と述べているが、なぜこうも考えが及ばないのであろうか。いずれも癇の症候に明るくないことによって犯した誤りである。『素霊』(六四)並びに癇という病名を出しているものについては、以前すでに具体的に記載した。

『神農本草《しんのうほんぞう》』もまた、多くこれについて述べている。結局のところ、癲・狂・驚は外に現れる症候はそれぞれ異なるが、もともと同じ癇の

(六四)『素問』と『霊枢』。

症候なのであるから、『素霊』は多くこれを併せて称するのである。もし病の陰陽、(六五)寒熱、(六六)また病の属性を五臓に当てたり、または心に当てたりと、およそかけ離れ、まるで異なった諸説が芬々《ふんぷん》であるのは、すべからく正誤が明快になっていないせいである。ここに癲と狂を併発した患者がいたとしてみよう。もしこれを癲と診断すれば、病証は陰とされ、属性は寒とされるであろうし、一方、狂と診断すれば病証は陽とされ、属性は熱とされることとなるが、まさに病を併発した患者に、そのどちらを病因と診断するのだろうか。陰証をもとに治療するのか、陽証をもとに治療するのか。寒証を攻める治療を施すのか、熱証を攻める治療を施すのか。それとも補瀉《ほしゃ》(六七)の技法を同時に用いるのか、あるいは病気の寒熱の属性をどちらにも決めかねて迷ったまま治療するのであろうか。これではいったいどの医家を頼りに従えばよいのであろう。邪道で誤った言説が巷を覆い尽くしていることを理解するのに十分であろう。

私はかつて京の大宮糸里にある菱家《ひしや》(六八)の子を治療したことがある。十七歳で癇を発病したが、朝に癲の症状が発現し、目が眩んで涎を吐き

(六五) 病証の属性で、陰証と陽証とに分け、治療に当たっては陰陽の平衡を保つように調整する。臨床上、証の陰陽と治の陰陽の関係が重要となる。

(六六) 病気の属性を鑑別するための二つの綱領であり、臨床上、病が寒に属するか熱に属するかを決めることが重要となる。

(六七) 補は身体の虚乏なところを補い益する治療法であり、瀉は邪を駆除する治療法。特に鍼灸治療においての二大原則であり、病証によって補瀉を決め、手技または鍼の種類で操作する。

(六八) 京都市上京区・中京区・伏見区を通る大宮通に面する菱屋町に存在した「菱家」に奉公していた子ども。あるいは「菱家」に育てられていた遊女(禿)か。

人事不省に陥った。午後に怒狂の症状が発現し、人を怖れ、驚き、怯えて間歇的に搐搦《ちくでき》（六九）する。そして癲・狂・驚の症状が発現しない間は、黙り込んで暗い所を好み、もの思いに沈んだような顔つきをしている状態であった。これが癇である。そこで癇を治療する方法を用いたところ、完全に治癒した。この患者の場合、癇の四つの症候をすべて備えている。すなわちそれらすべてが同一の病であることによるものである。私はこの実証例を記すことによって、かつての医家の同業者たちが主張した迷妄な邪説を破却できたと思う。

以上の病証名についての論説は、そのすべてがとめどなく乱れてとまらず、診療に取り入れるべきところもなく、かえって治療を損なうようなものばかりである。昔も今も、中国の人々は、一般に名称を大げさに言う傾向がある。逆に言えば名称に頼って中身は問わなかったのである。その結果、馬癇にはだれそれの治療法を用いる、猪癇にはだれそれの治療法を用いる、というような事態に至ってしまった。滅茶苦茶ごちゃまぜで、決して一本筋道の通った思考ではない。重い責めを負うとまで言うつもりはないが、それらによって治療方法に悪

（六九）ひきつけのこと。一七頁訳注（二五）参照。

影響が及ぶことになるので、ここに詳細に弁別して証明した。

第六章　癡《ち》騃《がい》（一）

まだ驚癇を発症する前は、聡明な子どもであったのに、ひとたび驚癇を発症した後に、とうとう変わり果てて認知症になる症例は、すべて癇を患っており、驚癇の発作が非常に激しいために、認知の機能を突然亡失したのである。その後の状態は、飲食や大小便の排泄は普通の人と何ら変わらない。ただ顔つきが愚鈍で、よく笑って自分や他人の不善を恥じたり悪《そし》ることを知らない（二）。言うまでもなく死病の症候でないが、終末は認知症に至り、決して元の状態に戻ることはできない。したがって治療の方法がないのである。しばしば生まれつき癡騃《ちがい》の小

（一）認知症、痴呆、呆病とも。後天性で進行性の思考障害を特徴とする認知症様の病態であるが、もの忘れを特徴とする老年認知症ではない。クレペリンの早発痴呆、破瓜型ないし緊張型統合失調症のようである。

（二）クレペリンの児戯性認知症化を思わせる。

（三）先天性の知的障害、精神遅滞のようである。

（四）遅発統合失調症、遅発緊張病のようである。

（五）明代の著名な医家。一五六〇頃～一六三七頃。字は景岳《けいがく》、号は会卿《かいけい》、通一子《つういっし》とも称す。山陰（浙江省紹興《せっこうしょうしょうこう》）の人。三十年の歳月を『内経《だいけい》』の研究に打ち込み、『類経《るいきょう》』『類経図翼《るいきょうずよく》』『類経附翼《るいきょうふよく》』の三書を完成させ、晩年には自らの臨床経験から独自の学説を打ち出し、総合的医書として『景岳全書《けいがくぜんしょ》』六十四巻を著した。

（六）興奮状態を伴う精神病。

（七）善忘、好忘、多忘とも。前のことを忘れてしまう症候。ここではもの忘れではなく、精神病の興奮期を後になって思い出せないこと。逆狂健忘ともいう。

児がいる。これはつまり自然そのままの状態の不才であり、人間の力の及ぶところではない。(三)もし大人が驚恐を起こした後、急激に癡騃になる者は、百人中一、二人のみに過ぎない。(四)つまるところ癡騃もまた癇の一つの症候なのである。この考え方は張介賓《ちょうかいひん》(五)が癲狂癡騃《てんきょうちがい》を一つの分類部門として独立させたことに通じるので、似ているといえば似ているが、ただ張氏が論ずる症候は、どちらかといえば狂(六)に近く、ひたすら健忘(七)に近い。根源を考究した答えは同じであるが、それぞれに弁別が違うということである。したがって、学問の門流に賛成して並立するところもある癡騃についての考え方には、少し異なるところもある。

『景岳全書《けいがくぜんしょ》』(八)には次のように記されている。「癡騃の病証は、全般的に普段痰《たん》(九)の出ない体質の人に現れる。抑うつ的になって表情が茫洋とし、(一〇)うまく体を動かせず、あれやこれや考え込み、疑い深くなり、過敏で動揺しやすく、次第に癡騃の病態に至る。言葉が意味不明になり、ふるまいが異常で、汗を大量にかき、しきりに思い悩むなど、その症候は非常に不気味なもので、どんな悪い形としても現れかねない。脈

(八) 明代の医家の張景岳が晩年に撰した総合的医書。六十四巻。一六二四年に完成されたが、発刊は景岳没後の一七〇〇年。伝忠録《でんちゅうろく》、脈神章《みゃくしんしょう》、傷寒典《しょうかんてん》、雑証謨《ざっしょうぼ》、婦人規《ふじんき》、小児則《しょうにそく》、麻疹詮《ましんせん》、痘疹詮《とうしんせん》、外科鈐《げかけん》、本草正《ほんぞうせい》、新方八略《しんぽうはちりゃく》、新方八陣《しんぽうはちじん》、古方八陣《こほうはちじん》に分類され、中でも景岳自ら処方した方剤は、現在でも優れた効能を示して臨床に使われているものが少なくない。

(九) 現在の喀痰すなわち呼吸器系で作られる粘液だけではなく、広く疾病中にみられる病的な産生物、あるいは疾病を引き起こす病原物質のことを指す。ここでは前者のこと。一五頁訳注(一九)参照。

(一〇) 精神病が抑うつから始まることはよく知られている。ヘッカーは一八七一年、破瓜病の初期が悲哀に満ちた気分変調で始まると記載した。

(一一) 脈象の一種で弦脈のこと。琴の弦の上を押さえるような、強ばった感じを受けるもの。

(一二) 脈象の一種で数脈のこと。急速な脈拍で、一呼吸に五回以上脈拍のあるもの。

は必ず弦(一一)、あるいは数《さく》(一二)、あるいは大(一三)、あるいは小(一四)と、変化して一定になることがない。これはその逆気(一五)が心(一六)に存在する（以下略）とはいえ、この症候は、必ず治る患者もいる一方で、決して治らない患者もいるのは、やはり脈の根本である胃気(一七)や、五臓六腑の活動の源泉である元気(一八)の強弱によるものであり、時間をかけて回復してゆくので、決して急ぐべきではない」。

言っていることが意味不明となり、ふるまいが異常になるのは真正の狂証であり、本質的に癡騃とは異なるものである。このことを勘案して癡騃について考察すると、張(一九)のこの論考は、適切とは言いがたい。なかでも、この病気を大人にのみ発症するとしている点は、とりわけ疑わしい。この病気は、通常子どもに多く発症し、大人の患者は非常に少ないことから、ますます信じる論拠が求めがたい(二〇)。李中梓《りちゅうし》(二一)の『病機沙篆《びょうきさてん》』(二二)に失志《しつし》(二三)、癡呆《ちほう》(二四)と掲出されているものも同じ病気である。

(一三) 脈象の一種で大脈のこと。脈の振幅が平常の二倍となり、脈が大きく、指いっぱいに感じられるようなもの。

(一四) 脈象の一種で小脈のこと。細脈とも。細く、まっすぐで軟らかく、糸や髪のように感じられるようなもの。

(一五) 気逆ともいう。衝気上逆のこと。中医学の病理では、気が順であれば平常であるが、気が逆すると体内が不順となり、逆する気の場所に基づいて多様な病が発症すると考えられた。

(一六) 五臓の一つであり、五臓の中で最も重要な臓器。血脈や神明を司る。ヨーロッパでも一九世紀初頭まで精神病は脳ではなく心臓に原因があるとみられていた。

(一七) 脈の胃気のこと。脈は胃気を根本とする。

(一八) 原気とも。元陰と元陽の気。先天の精が変化して生じたものであり、後天的に摂取される栄養によって絶え間なく育まれる。五臓六腑などすべての器官組織の活動を推進し、生化動力の源泉となる。

(一九) 張景岳のこと。

（二〇）思春期に発病して急速に認知症化に陥る早発痴呆と、成人になって発病して緩徐に進行する妄想症の区別が論じられているようである。

（二一）原文は「李仲梓」。明代末の医家。一五八八～一六五五。字を士材《しざい》また念莪《ねんが》、号を尽凡居士《じんぼんこじ》と称す。華亭《かてい》（現在の上海市松江区《しゃんはいししょうこうく》）の人。王肯堂《おうこうどう》や秦昌遇《しんしょうぐう》と同時代に活躍した医家であり、互いに交流した。『内経』『傷寒論』を深く研究し、その成果を『内経知要《だいけいちよう》』などの『内経』注解書にまとめ、また自らの臨床経験から自らの学説を合わせて『医宗必読《いそうひつどく》』などの医書二十余に著した。

（二二）明の李中梓《りちゅうし》撰、清の尤乗増《ゆうじょうぞう》輯。十八巻。一六六七年刊。内科病証を四十に分け、各証は歴代の医書より摘録され、病因・症状・治方・処方など独自の学説により分析する。

（二三）失心風とも。癲病の別称。三四頁参照。

（二四）呆病とも。八〇頁訳注（一）参照。

第七章

体軟《たいなん》(一)

小児は生後百日前後で頸骨がようやく安定し、初めて頭形(二)が固まってくる。この時期になっても未だに頭形が固まらず、首が据わらないままであれば、それはもはや軟証(三)の疑いがある。二、三歳になると、頭は不完全にでも固まってくるが、傾軟《けいなん》(四)しがちで、手の指で物をつまみ取ることも、物を持つこともできない。足は下肢麻痺のように歩くことができない。もしくは歩いたとしても大きく揺れ動いて、足が半ば麻痺した人が歩くようである。言語は不明瞭ではっきりしない。眼差しや顔つきはまるで知的障害患者のようである。けれども飲食や

(一) 大半は脳性小児麻痺と思われる。

(二) 頭を真上から見た形。

(三) 筋トーヌスの弛緩。

(四) 首が据わらない状態。

大小便の排泄は普通の人と変わらない。したがって見た目の体は肉付きが良く、肌色もつやつやしているのであるが、ただ体がぐにゃりとして、まるで骨がないように見える。六、七歳から十歳以上になると、結局、知的障害となることは避けられない。時々半身が立たないままの患者もいる。また驚癇を患った後に、最終的にこの症候に至る者もいる。結論として、これも同様に癇の病証だと思われる。多くの患者は十五歳以前に亡くなる。たまに二十歳、三十歳まで生きる者もいるが、こうした患者は幼少時と比較するとさまざまな症候が減少し、体力的に少し強くなるだけである。また、生まれたばかりの小児がもとから五軟(五)と呼ばれる者がいるが、それはこの体軟を指しているのである。

『古今医統《ここんいとう》』(六)では次のように解説されている。「五軟の証候は、胎怯《たいきょう》(七)と呼ばれるものである。まことにその父の精(八)が不足して、その母の血気(九)が弱ることによって生ずるものである。その母の血気が弱いままに妊娠した場合、妊娠によって母体が病気がちになることがある。またその父母が情欲をほしいままにしたために、胎気(一〇)が弱まってしまい、ま

(五) 軟癱《なんたん》とも言う。頭軟・項軟・手足(脚)軟(四肢軟)・肌肉軟・口軟のこと。次項参照。

(六) 『古今医統大全』のこと。百巻。明の徐春甫《じょしゅんほ》編。一五五六年成立。明以前の歴代医書および医家の医薬資料を、百余種に分類し、抜粋記録して整理したもの。歴代医家の氏名と伝記、『内経《だいけい》』の要旨、各家の医論、脈候、運気、経穴、針灸、臨床各家の証治、医案、験方、本草の薬性、救荒本草、製薬、常用方剤、養生などが記されている。

(七) 胎弱、胎痩とも。小児で先天の元気が不足し、気血が虚弱なものの総称。症状は、皮膚が脆く薄く、頭髪が生えず、身体四肢が冷たく、顔面黄色で、痩せて筋骨の動きが悪く、腰膝痠軟《さんなん》などがある。

(八) 人体の構成と生命活動を維持する基本要素。人体を構成する部分である生殖の精(先天の精)と生命活動を維持するのに必要な水穀の精(後天の精)に分けられる。

(九) 気血と同じ。血は脾胃で消化された食物の精微と津液が結合吸収されて心肺に運ばれ、肺の気化作用を経て形成されたものであり、気の物質的基礎、あるいは拠り所。

た年齢がすでに高齢に達して再び子どもを得た場合、妊娠期間が足りずに生まれる者がいる。また堕胎の配合薬を服用したにもかかわらず、堕胎できずに結局妊娠した場合は、真気（一一）を使いすぎて傷めてしまい、また生まれた後も精気が十分に満たされず、筋骨が弛緩して運動麻痺を起こし、筋肉は痩せて弱く、神色（一二）を表す顔つきが愚かでしまりがなく、頭頸・手足・身体が力が入らないままの状態に至らせる。これを五軟と称する」。

『錦裏秘録《きんのうひろく》』には「五軟とは、手脚腰背頸に力が入らない症候である」とある。『証治準縄《しょうちじゅんじょう》』では次のように解説されている。「五軟には、頭軟、項軟、手軟、脚軟、肌肉軟、口軟がある。定理作用がなければ頭をもたげ起こすことはできない。腎病（一三）の症候は、項脈（一四）が軟脈（一五）であり、捉えるのが難しい。しばらくの間治癒したと思っても、後年必ず再発する。手軟は、手が垂れ下がり、四肢に力が入らず、さらに眉を動かすことも大儀である。もし声がなめらかに出れば、かえってたくさん飲み食いする。それはまさに慢脾風《まんひふう》（一六）の症候である。肌肉軟は、筋肉が少ないために皮膚がだぶつき、皮膚と筋肉とが分離してしまっ

（一〇）原文「体気」を改めた。胎気は胎児が母体内で受ける精気のこと。体気は腋臭のことである。

（一一）正気、元気ともいう。先天の原気と飲食などより得る後天の気を結合して成ったもので、生命の原動力となる。

（一二）神は生命活動の総称のことで、精神作用・顔の表情・顔の色つや・目の輝きなどに現れる。色は主に顔の色つやを指し、臓腑気血の現れであり、神の現れでもある。

（一三）五臓病の一つ。多くは腎臓に発生する多種の病気。腎病は虚証を示すことが多く、腎虚の多くは精気損傷によって起こる。臨床的には、めまい、耳鳴、気力低下、腰膝痿弱、腰痠《ようさん》遺精などの症状が現れる。

（一四）うなじの脈。

（一五）脈象の一つ。脈は浮小で力なく、軽く按ずれば捉えられるが、強く按ずれば不明瞭となるもの。

（一六）単に脾風ともいう。慢驚が長引いて吐瀉し、脾を損傷するか、あるいは吐瀉が長引いて体が弱り、発熱して起こる。症状は顔色が青く、顔に汗をかいたり、手が収縮

て、食事をしても筋肉を増すことができない。脚軟は、五歳の小児のようにうまく歩くことができない。精気が虚して痩せると、脚軟の者は細く弱くなり、営衛《えいえ》(一七)の働きが妨げられないときは、大きくたくましくなって自然に筋肉が満たされる。口軟は虚して舌が口からだらりと出てしまう。陽気が盛んであれば、さらにまた堤防となるものが必要であり、必ず横隔膜を治療しなくてはならない。抑えるための妨げがないからである」。五軟の名目にもかかわらず、六軟あるのはどうしたことなのだろうか。

また次のような解説もある。「薛《せつ》(一八)頭軟の患者は、五臓六腑や骨・血管すべてが虚して精気を奪われ、あらゆる陽気が不足しているので頸椎が弱くなる。手足軟の患者は中洲《ちゅうす》(一九)で対応する臓腑の気が不足しているために、四肢の生命活動を維持するのに十分な養分を行き渡らせることができないので、筋肉が少なくなり、皮膚がだぶつき、飲食しても筋肉を形成できないのである。口軟の患者は、脾胃の気が虚して精気を奪われるために、舌を口内に収めておくことができず、常に伸びて口から出てしまう。五の患者は、すべて五臓の気の作用を受ける

したり、まぶたが開かなかったり、睡眠中に頭が揺れたり、口噤や手脚が痙攣したりする。

(一七)営気と衛気のこと。両気とも水穀の精気が変化したもので、営気は脈中を巡り全身を栄養し、衛気は脈外を巡り身体を防衛する働きをする。

(一八)『薛氏医案《せっしいあん》』からの引用であることを示す。明の医家薛己《せっき》等撰、明の呉琯《ごかん》編。一六〇〇年頃刊。薛己《せっき》の代表的医学著作十種と、王維《おうい》『明医雑著《みんいざっちょ》』、陳自明《ちんじめい》『外科精要《げかせいよう》』、銭乙《せんいつ》『小児薬証直訣《しょうにやくしょうちょっけつ》』など二十四種を父の薛鎧《せつがい》とともに撰写・校注・編集し、合本したもの。

(一九)臓腑で地勢に応ずるもの。

ことがとても弱いので、体を養う栄養分が十分に行き渡らないので、骨や血管が強くならず、四肢体軀が麻痺してしまう。それらの症候の源は、すべからく胃に起因するものである」。以上の論説には、四軟はあるが、五の患者というところは引用書に脱文があるのであろうか。これも同様に疑わざるを得ない。

さらに続けて以下のように解説されている。「曾（二〇）戴氏《たいし》（二一）が五軟の証候を論ずるところによると、胎怯《たいきょう》（二二）とは、まことにその父の精が不足して、その母の血気が弱ること（二三）によって生じるものである」という。これは真実であると言えよう。私自身の見解からもこの説を支持する。母体の子宮がずっと冷えている状態を薬によって強精補養することで妊娠することができた者は、妊娠によって母体が病気がちになることがある。またその父が色欲を好み酒をほしいままにしたために精気や体が虚弱となり、（二四）年齢がすでに高齢に達して子どもを得た場合、妊娠期間が足りずに生まれる者がいる。また堕胎の配合薬を服用したにもかかわらず、堕胎できずに結局妊娠した場合は、無駄に真気を使いすぎて傷めてしまい、不十分な状態のまま出産する場合がある。これを

（二〇）元代の小児科の名医曽世栄《そうせいえい》のことで、以下著書『活幼心書《かつようしんしょ》』（一二九四年成立）三巻からの引用によるという意味。一二五三～一三三二頃。字は徳顕《とくけん》、号は育溪《いくけい》。衡阳《こうよう》（現在の湖南省衡阳市《こなんしょうこうようし》）の人。

（二一）明代の医家戴思恭《たいしきょう》のこと。以下戴氏の著書による引用。一三三四～一四〇五。字は原礼《げんれい》、号は復庵《ふくあん》。浦江《ほこう》（今の浙江省諸曁《せっこうしょうしょき》）の人。名医朱震亨《しゅしんこう》（丹溪）に師事した。著書に『証治要訣《しょうちようけつ》』十二巻、『証治類方《しょうちるいほう》』四巻など。

（二二）以下、八五頁『古今医統』引用部と内容が重複する。

（二三）子宮帯下病。原文は「血海久冷」で、血海は子宮を意味する。久冷は文字通り「ずっと冷えたまま」とも取れるが、婦人科疾患を意味する帯下病を指す「久寒」と解した。

（二四）原文「気体虚弱」。八五頁では原文「体気」となっており、「胎気」と解して、胎児が母体内で受ける精気とした。

陰地浅土に生える草に喩えてみると、芽生えたとしても繁茂することが少ない。また樹木を培って植えても、根を揺れ動かしたために、果実を実らせることが稀《まれ》なことと同様であろうか。以上のことからこれを結論すれば、嬰児が十分発育せずに弱く、寒暑に耐えることができないのである。たとえ成人したとしても、やはり多くの病気にかかってしまう。さらに誕生以後も、精や髄(二五)が満足に行き渡らず、筋骨が麻痺し、筋肉は痩せ衰え、表情はどんよりとしたままであり、わずかに六淫(二六)の病邪によって害されただけで、たちまち頭項手足身軟に至るのである。これを五軟と称する。

また以下のようにも説明されている。「小児が体は太り、姿は大きく、痩せ衰えることもないのに、突然頸椎に力が入らず、傾き倒れる者がいる。これを下竄《かざん》と称する。(二七)すべて肝と腎が気虚(二八)して病邪が風府《ふうふ》(二九)を侵襲し、それが筋骨に伝染することでこの疾患となるのである。筋骨がいずれも弱いときは項軟となって頭がうなだれて力がない。またこれを天柱倒《てんちゅうとう》とも称する」。五軟にほぼ類似するものである。また以下のように説明されている。「王先生(三〇)が論ずるところによると、小児が長らく

(二五) 原文「精髄」。「精」は前出。人体を構成する生殖の精（先天の精）、生命活動を維持する水穀の精（後天の精）がある。「髄」は骨髄と脊髄を意味し、骨格を充養し、脳髄を補益する作用がある。

(二六) 風・寒・暑・湿・燥・火の六種の病邪の総称。

(二七) ナルコレプシー、てんかんの脱力発作などの可能性がある。

(二八) 気少、元気虚弱を指す。多くは臓腑が虚損したり、重病や久病によって元気を損耗して起こる。一般症状は顔色が青白くて光沢がなく、頭眩耳鳴、心悸短気、動くと汗が出る、語声低微、倦怠無力など。

(二九) 穴名。舌本とも。督脈に属す。

(三〇) 王肯堂《おうこうどう》を指す。

疳疾《かんしつ》(三一)を患い、体の抗邪力が低下し、生理機能が減退して、ずっと食欲がない。罹患してから長期間経った後、諸症状が消失する」。この天柱骨倒(三二)を医者が知らない場合に、これを指して五軟の症候と言うのである。

(三一) 疳《かん》とも。証名。小児四大証（痘・麻・驚・疳）の一つ。小児の慢性胃腸病。栄養失調や甘い物の食べ過ぎから起こり、身体が痩せて腹が張る。

(三二) 天柱倒、頭傾とも。頸椎が軟弱無力で、頭がうなだれるもの。

第八章

不食《ふしょく》(一)

不食もまた発症機序が一般とは異なる病気である。古今の医書においても、これまで明快に言及しているものはない。私が診察した患者は三十人余りであるが、ほとんどは女性であり、男性の患者はわずか二、三人に過ぎなかった。その症候は、他に苦痛はないが、ただ米飯の食事を欲しがらず、ある者は麦飯、ある者は白玉粉、ある者は赤小豆、ある者は豆腐屑ばかり食べ、ある者はひたすら一種類の蒸し菓子しか食べない。一日中食べ物を口にしないでも空腹を感じない患者もいる。これらの症候は数日から数か月にわたり、時には数年に及ぶ患

(一)病証名、病名の一つ。脾腎の虚弱、また気滞、痰湿によって起こるとされる。食が細く、体が痩せ、神経疲労、発汗、大便溏《とう》泄《せつ》などを指すほか、悪食や食べずにいても食欲がないものも含まれる。今日の神経性食思不振症、摂食症に当たる。

者もいる。そのような状態でも姿形は痩せない。脈は多くは平緩（二）であり、しばしば癥《ちょう》（三）に苦しんだり、痞《ひ》（四）によってつかえたり、痛んだりする。この症候の患者に対しては、無理に食べさせると、必ず嘔吐してしまう。嘔吐しない患者は、必ず腹痛に苦しむ。湯薬（五）を与えると、やはり多くは嘔吐してしまう。嘔吐しない患者は、薬気（六）が胸腔に充満する。心に煩悶が多い場合には、その症候はさまざまな様相を示し、いちいち細かく列挙することができないほどである。

しかし多くの医家はこの病気を知らない。無理に薬を服用させ、不食を治そうと補益したりする。患者の家族は不食を心配するあまり、むやみに医家に往診させ、巫《みこ》（七）を請じ入れたりする。こうした場合にしばしば起こることは、服薬するとますます病が悪化する。嘔吐は非常に激しくなり、苦痛はますます増大し、吐き疲れたあげくぐったりと力が抜けるほどになってようやく治まる。この症候の患者に出会った場合、そのままにして何も施療しないことが本当の治療法である。第一に、痩せないことが良い兆候である。第二に、脈が平緩であり、尿が順調に排出され、月経が滞りないことは、すべからく病気が消失す

（二）平脈は正常な脈象で、常脈ともいう。緩脈は生理的な意味と病理的な意味があり、正常な脈象として緩和で平均しているものを指す場合と、弛緩して不均一な病脈を指す場合がある。この場合は正常な脈象を指す。

（三）腹部に固くて移動しないしこりができ、腫れや痛みを伴う。修庵は癥《ちょう》が体内を上昇するために精神障害が生じると考えていた。子宮が体内を移動してヒステリーを発病させるというヨーロッパの考えに通じるところがある。一二頁訳注（一七）、一四頁訳注（一八）参照。

（四）胸と腹の間が塞がれ、つかえているように感じること。

（五）湯剤のことで、湯に煎じた薬剤。

（六）薬を薬体・薬色・薬気・薬味・薬形・薬性・薬能・薬力の八つに区別した弁薬八法《べんやくはちほう》の一つ。体気と性気の二種があり、体気は臓腑に対応して示す薬効や、その結果起こる現象を指し、性気は薬の性質で、厚薄緩急躁静猛烈酷鋭のこと。ここでは体気を指す。

（七）「巫」は狭義には公的に神社に所属し、

ることが推測される。もしきちんと治療法を守ることができれば、外《がい》（八）は邪気（九）の侵襲を防ぐことができる。ひたすら患者の食べたいという気持ちに任せて、少しずつそれを患者に与えて食べさせ、自然に回復するのを待つのがよいと思われる。ここに私の臨床記録を列挙することによって、定説と違う新説を広めたい。かりそめにも正しくこの方法に従って処置すれば、おそらく同じ結果となるであろう。

ある未婚女性は、年は十六歳、わずかに雪花菜《きらず》（一〇）だけを食べ、その他の物は一切口にしなかった。両親がこのことを心配して、私の診察を求めてきた。患者の肉付きは痩せておらず、顔色はつやつやとして、脈は平緩であった。そこで私は「ご心配ありません。ずっと続くものではなく、やがてかつての状態に戻るでしょう」と言った。このときすでに半年が経過していた。そこで私はまた「決して服薬してはなりません。もし服薬すれば、多くの症候が一気に出現するでしょう」と付け加えた。患者の父母は堅く私の言いつけを守った。すると一年余りで自然に普通の食事をするまでに回復した。

源大納言の家臣である沢田祐房の妻は、年はまだ三十歳に満たない

神事に従属する巫女《みこ》、巫覡《ふげき》を指す場合と、広義には民間霊能者を指す場合があり、ここでは後者を指す。「邪」という身体に悪影響を与え、病因となる「邪」に対して、近代以前の人々は「邪鬼」という具体的な鬼神の表象によって理解した。邪鬼を祓って退散させる霊力を期待されたのが民間の巫覡や陰陽師《おんみょうじ》であるが、彼らは江戸時代以前の日本中世においては、職業分類的には芸能者に入れられる。また、民間の医師も同じく芸能者に分類されたところから、民間の巫覡・陰陽師・医者は互いに中国における巫医《ふい》の側面を共有しており、鬼神に対する祈禱を行う一方で、薬草などの医薬学の知識もある程度持ち合わせていたことが考えられる。

（八）病位用語で、内《ない》に対して、身体浅表部を指す概念。我々がイメージする皮膚表面よりもう少し内部まで含む領域に相当する。

（九）邪とも。外邪のこと。風・寒・暑・湿・燥・火の六淫や、疫癘《えきれい》の気など、外から人体を侵襲する病気の原因となるもの。

（一〇）おから。

が、突然この病気を発症した。この病証を知る医者はおらず、何度も煎薬を与えた。患者の家族は当然ながらどうしてよいかわからず、なんとかして朝夕のご飯を食べさせようとした。患者が食べたくないと言えば、家族は朝に励まし夕に尽くして、どうか食べてほしいと心から深く願って世話をし続けた。薬を飲むのを嫌がると、医者は飲むように脅し、一家の主は怒るので、ついに苦しみをこらえて食事をすると、たちまち吐いてしまう。薬を服用すると、また同様にすぐに吐いてしまう。患者は苦しみ果て、事情を訴えることもなく、一人涙にくれ嗚咽するばかりであった。最後に私に診察を求めてきたのである。私は、「この病証をこれまで実際に多数診察してきました。もし私の言いつけに従ってくださるなら、絶対に食べない状態をこのまま続けてください。もし従わなければ、私は治療できません。別の医者を探しなさい」と言った。祐房は、しばしば私が奇病を治療したことを、かつて他人から聞いたことがあった。そこで私の言いつけを聞いて、しっかり守りますと告げた。つまり、次のように述べたのであった。「食事は無理強いしません。薬の服用もしません。ひたすら少しでも喜ぶ物を与えて、転機の訪れるのを待ちましょう」。患者の喜びようは表情に現れた。こうしてしっかり私の治療方針を信じて、その他の言葉は聞き入れなくなった。

　およそ八、九年経過した後に、初めて十五日間、思いがけず健康な人間が食べる食事の半分を食べることができた。ある日は一食、ある日は二食と、そのような状態が十二年に及んだ後に、やっと健康な状態に戻った。その間、胡葱《こそう》（一一）を刈ってきて煮てお碗一杯食べる日もあれば、また砕麦を炊いて茶碗半分を食べる日もあり、また麵線《めんせん》（一二）を食べる日もあり、また生の果実をむさぼり食べる日もあった。おおよそ食べる量は、かつての健康なときに食べていた量と比較すると一割か二割であった。最も少ないときには、一昼夜の間でわずかに湯を半口飲み、煙草を一服するだけであった。それでも身体は痩せず、月経は毎月なくなることがなく、尿は順調に出ており、大便は半月に一回、あるいは一か月に一回あり、裁縫を怠ることがなかった。炊事などの家事もよくわきまえていた。ただ全身の体力がなくなり、歩き回ることがかなり難しいように思われた。だがそれ以外では特に苦しんでいること

（一一）あさつき。浅葱、糸葱、千本分葱、センブキとも称す。ユリ科の多年草で、各地の山野に自生する。古くから栽培された。
（一二）細い麵を温かい出汁で煮込んだ料理。

はなかった。

現在はもう五十歳になるが、やはり無病息災に暮らしている。夫妻は恩を感じて深く感謝して謹んで礼を述べ、誰彼に会うたびに、必ず私の施術を驚くべき治療法だと語った。治療しないことが真の治療法であることを知らなかったからである。

さらにまた、大変不思議に思われることがあった。患者は病気になってから、右頰に軟瘡《なんそう》(一三)ができ、膿汁《のうじゅう》が滲み出て止まらなかった。患者はその面瘡《めんそう》(一四)を恥ずかしく思い、瘍医《ようい》(一五)を招来して膏薬(一六)を貼った。私は「そのようなことはしてはいけません。もしそのような治療をすれば、必ず毒(一七)を閉じ込めることになってしまいます。きっと後々に弊害を引き起こすでしょう」と忠告したが従わなかったので、やはり思ったとおりになってしまった。面瘡が治ると、今度は右股にまた瘡瘍《そうよう》ができた。以前の失敗を教訓にすることなく、また膏薬を貼った。こうした経過の結果だろうか、瘡口《そうこう》(一八)がやっと治ったと思えば、またその左右に向かい合わせに瘡瘍が一つ突然できてしまう。治る先から発症するのを繰り返して、おそらく何十回に及ぶかわからないほどであった。こ

(一三) 軟らかく膿のある瘡瘍。
(一四) 顔の瘡瘍で、潰爛《かいらん》後に膿の滲出が止まらず、治りにくいもの。
(一五) 腫瘍・潰瘍・金瘡・折傷などの外科的疾病を治療する医師。
(一六) 膏剤とも。薬を煮詰めて作った薬の剤型。
(一七) 毒気のこと。疫癘の気で病因の一つ。
(一八) 瘡瘍が潰れて開いた口。

れを長期間にわたり繰り返して数年が経ち、膿汁がひとりでに尽きて全快に至った。瘡瘍の痕はでこぼこになり、石が重なり合うような形跡で、なんとも形容しがたい状態になった。なんということだろう、食べない人間の体の津液《しんえき》(一九)は、いったい何を基にして生じ得るのかわからない状態が数年間続いても、その間月経は止まらず、その上膿汁は前述の如くしたたり落ちていたのである。このことはまったく理解を超えたことであった。天地が万物をはぐくみ育てる理は、もとより人間の思考では推し量ることのできないものであるが、人体の変化もやはり同様である。それは人間が生きものだからである。

京都の豪商井川家の番頭格に当たる櫻井十某は、四十歳を過ぎて突然この病気を発症した。砕き麦を食べることもあれば、もち米を粉にして、水に浸して餅を作って蒸して食べることもあった。患者の妻は夫婦としての情愛が深く、うるち米を食べないのを心配して、ひそかに他の家屋でうるち米を粉にして、もち米を混ぜて、蒸してならしたものを患者に捧げた。患者は蒸し餅をつまんで口に入れると、すぐに吐き出して「今日の餅はどうしてうるち米の匂いがするのか。こんな

(一九)体内のすべての水分のこと。

ものは食べられない」と言った。妻はやっと混ぜ込んだものを打ち明け、とうとううるち米の粉を取り除いて、もち米の餅を作って食事に出したところ、患者はこれを食べるようになった。また朝昼晩と鴨肉を煮て、三椀を食し、酒を三杯飲むだけの日もあった。患者はしっかりと私を信じ、まったく治療しないことが本当の延命法[二〇]であるという理論に従って、自分の主張を譲らず他の医師に相談することなく、およそ八年が経過してやっと正常に回復した。その間に痔[二一]を患った。便血[二二]が一日に十五合[二三]あったが、二十三日目に止まった。この症候も不食症の患者が下血するという症例で、不審に思うことではない。その後は健康に過ごし、六十余歳で亡くなった。

大和国の村人（郷名は失念）は、年齢はまだ四十歳に満たず、この病気を患ってまる一年が過ぎた頃、私が普通には見ないような病気を治療できることを聞き知って、私を訪ね来て診察を願った。「うるち麦を食べず、ひたすら空豆だけを日に約一合食べています。何人か医者を替えて診ていただきましたが、治療の効き目がありません。誰もこの病名を知らないと言うのです。どうか特効薬をお恵みください」と言

（二〇）原文は活法。広義では「人を活かす方法」であるが、狭義には、古武術（柔術）の発達史の中で、人を殺す殺法の裏技としての蘇生術と、柔術の裏技としての医術における整骨法、整体法、救急法、呼吸法、柔軟法、薬法などを指す場合がある。この場合、単に治療するという以上に、「生命を長らえさせる」という蘇生術のニュアンスを含めていると思われる。

（二一）肛門部の疾病で、塊物の突出、疼痛、出血などを起こす。

（二二）下血とも。現在の血便よりも広い病態を含み、排便の前に出血する場合、排便の後に出血する場合のいずれも指す。また血尿を指す場合もある。

（二三）一合は約〇・一八リットル。十五合は約二・七リットル。

（二四）原文「望」。望診は四診の一つで視診ともいう。患者の神色（姿形や顔色、精神状態）などを観察する診察方法。肌肉・骨格・皮膚などの形体、姿勢・活動能力などの動態、舌質や舌苔《ぜったい》、大小便やその他の分泌物などを観察して、疾患の弁証資料を得る。

った。私がその患者の有様を望診《ぼうしん》(二四)すると、すでに痩せ衰えていた。これは、何度も攻補の治療(二五)を繰り返したためにそうなってしまったのである。そこで私は安心させるように、「空豆は元来栄養になりやすいので、長生きできます。これのみひたすら食べ続けていたら、もしかしたら空を飛ぶ仙人になれるかもしれません。ただおそらく、あなたは私の言葉をお聞き入れにならないでしょう。もし再び他の治療に従うなら、その場合にあなたの命は保証しかねます」と述べた。その後の彼の生死はわからない。

京都の鮫舗《さめや》(二六)の内儀は、三十歳近くでこの病気を患った。毎日口にするものはわずかに次の三品だけであった。すなわちレンコン（蒸して醤油を和えて食べた）、赤小豆（煮詰めて少しの塩を和えて食べ、それがない場合は、代わりにささげを用いた）、州浜餅《すはまもち》(二七)である。このような状態で十一年経過した後、突然職人である夫(二八)が昼飯を食べていたところ、妻に食欲が湧いていることに気がついた。それ以来、普通の食事に戻り、以前のように快復した。

その他は小差はあってもうるち米のご飯を嫌って口にしないので、

（二五）攻補兼施《こうほけんし》ともいう。邪を攻撃する治療だけでなく、身体の虚乏を補い益する補法も兼ねて行う治療。邪を攻撃する治療法は下法と言い、瀉下・吐・発汗によって邪を駆逐する。補法は虚証に合わせて補益する。

（二六）鮫皮を用いた武具・道具・家具などを扱う職人。特に『人倫訓蒙図彙《じんりんきんもうずい》』（一六九〇刊）には、「鮫屋」が鮫皮を用いた武具職人として説明され、京都では二条通に鮫屋があったとされ、そのうちの一店と思われる。

（二七）すはま、すあまとも。大豆粉と砂糖と水飴を練り合わせた棹物蒸し菓子。黄大豆を煎って粉にして、盃に少しの水を加えて水際の形状を作る。横断面が州浜の形であることから名付けられた。

（二八）原文は工匠。特に夫と特定しておらず、出入りの職人とも取れるが、後文に「食欲が湧いていることに気がついた」とあることから、患者を見守る家族である夫と解釈するのが自然であろう。

（二九）五臓の一つ。その経脈は胃を纏《まと》い、胃と表裏を成し、その働きは血液を統摂して四肢、肌肉の栄養を掌る。

すべて同類として扱って差し支えないだろう。そこで、いくつかの症例の臨床記録を記述して、これもまた癎の一つの症候であること、むやみに治療しなければやがて時期が来て治癒可能なので、むやみに邪を攻撃したり、逆に補益したりして、命を奪ってしまう患者が少なくないことを知らせておきたい。

　朱震亨《しゅしんこう》は一人の女性を治療した。その女性は家で物事が自分の思うとおりにならなかったことが原因となって、気が鬱滞して凝結したものが脾《ひ》(二九)にできてしまい半年食べなかった。毎日なつめを数枚食べるだけで、たまに饅頭《まんじゅう》(三〇)を喜んで食べるが、やはり少ししか食べず、ひたすらひどく粥飯を嫌がる。患者の脾気(三一)は枳実《きじつ》(三二)を用いなくては治すことができないとされていたので、温胆湯《うんたんとう》(三三)から竹茹《ちくじょ》(三四)を除いたものを服用させた。三か月後に、およそ二百包を服用したところで治癒したという。しかし薬を用いなければもっと早く治ったであろう。私の見立てによれば、残念ながらこのような薬では、この病気を治すことはできない。

(三〇)円形の蒸した餅菓子のことで、餡なしの中華花巻を指す。

(三一)脾の運化機能および血液を統摂する機能。

(三二)ダイダイまたはナツミカンなどの未熟果実を乾燥したもの。成分のフラボノイド、クマリン類は中枢抑制、鎮静、抗炎症、抗アレルギー効果があり五積散《ごしゃくさん》、四逆散《しぎゃくさん》、小承気湯《しょうじょうきとう》、大柴胡湯《だいさいことう》など多数の処方に配合される。

(三三)漢方医学の基本方剤の一つ。痰熱を除き、痰熱が引き起こす精神症候や消化器症候の改善、すなわち理気化痰・清胆和胃・疏調三焦の効能がある。処方構成は、半夏《ハンゲ》・茯苓《ブクリョウ》・生姜《ショウキョウ》・陳皮《チンピ》・竹茹《チクジョ》・枳実《キジツ》の七味を配合する。

(三四)タケ科のハチク、マダケの竹幹の上皮を薄く剝ぎ取って、内層の滞緑白色部を薄く削って滞綿状にしたもの。成分のトリペルノイド、アミノ酸類はサイクリックAMP分解酵素を阻害し嘔吐・吐血・驚癇、呼吸器疾患などに有効とされる。清肺湯《せいはいとう》、竹茹温胆湯《ちくじょうんたんとう》などに配合される。

第九章

不大便《ふだいべん》

通常、人は排便を一日に一回、あるいは二、三回、または二日に一回行うが、これは胃腸の受容伝導(一)の働きによるものであり、それぞれの臓腑の本質的な機能によって起こるものである。便秘気味の者では、三日、五日に一回であったり、七日、十日に一回であったりするが、いつもそうなるわけではない。反対にいつもそのような状態になっている者も必ずしも病気というわけではない。それは二十日、三十日に一度排便するような状態にまで至って初めて、秘結(二)の初期と見立て、病気として扱うからである。この症候は非常に心配されるもので

(一) 受容は受納と同義。胃は食物を受納し、消化する生理機能をもつので受納の腑と称され、また大腸は食物のかすを伝送し、体外に排出するので、伝導の腑と称される。

(二) 便秘のこと。

ある。つまり半年一年にわたって排便が通じず、とうとう一度もなかった患者を診察したところ、あの傷風寒《しょうふうかん》(三)の時疫《じえき》(四)は熱証(五)であるため、便通が六、七日から十日余に至る患者がいるが、まるでその患者のようであった。もとより少しの違いがあるとはいえ、その患者はこの不大便の症例ではない。

あるときのこと、排便が半年あるいは一年なかったにもかかわらず、他にどんな症候もない患者がいたが、これは極めて珍しい病気である。この病気もやはり婦人に多く見受けられる。その症候は、初期には飲食は普通であるのに、いつまでも排便しない状態になって初めて自分でおかしいと思うようになり、少しずつ食事の量が減ってゆく。だが食事がいつもと同じであっても、短気(六)や膨脝《ぼうこう》(七)の兆候はない。したがって、食事がやや少ないといっても、非常に少ないわけではない。日常生活や睡眠は普段と変わらず、ただ排便しないだけである。その他に苦しむところは皆無である。これも痼のうちの一症候であり、従前の医書に、未だかつて言及しているものがないのはいったいどうしたことだろうか。

(三) 風邪《ふうじゃ》に犯されて発症する感冒、いわゆる風邪《かぜ》のこと。
(四) 季節的に流行する熱病。「傷風寒の時疫」は中でも寒疫を指し、消化器症状を現す流行性胃腸炎のこと。
(五) 熱により陽気が盛んになることによって生じる病気。大便秘結・小便短赤などの症状を現す。
(六) 息切れや呼吸促迫。
(七) 鼓腸と同じ。腹部が腫れ、腹皮に青筋が現れて、四肢は腫れないか微腫する。

以前記述したものであるが、升家《ますや》茂某の妻は、四十歳で排便しなくなった。その他の苦痛はなかったので、一年ほど治療を加えなかったが、まもなく平常に回復した。またある婦人は、まだ三十歳に満たない年齢で、半年排便しなくなり、大変驚いて医師の診察を受け、病邪を攻撃したり体を補益したりしたが、まったく何の効果もなかった。その後私の診察を求めたので、「驚くことはありません。深く案ずることもありません。今後必ず自然に良くなるでしょう。もし無理に攻補の治療をやみくもに施せば、薬の副作用のほうが病気による害よりもひどいことになります」と言った。はたして一、二か月後には平常に回復した。

第十章

不寐《ふび》(一)

この病気は、癇の病邪に犯されている患者の多くが患っているものである。思案するところによれば、癥《ちょう》(二)の上部が心《しん》(三)を損なったため、心気(四)が安定しないことによるものである。狂を発する前には必ず眠れないことが続き、その後に狂癇を発症する。おおよそ癥を有している人は、他の病に罹患していなくとも、一晩中心が安まらず、神経が鋭敏となり、心が澄んで思いが穏やかであるときでさえ、いつも十分に眠ることができない。ある考えを止めるそばからすぐに別のことを思い悩み始め、心が不安で高齢者のようになるのは、どれもみな癇の症候

(一)不眠のこと。不得眠《ふとくみん》、不得臥《ふとくが》とも。

(二)しこり。腹内に固定して移動しない結塊があり、腫れや痛みを伴う病証。一二頁訳注(一七)、一四頁訳注(一八)参照。

(三)心臓。五臓の中で最も重要な臓器の一つ。血脈や神明を司る。

(四)心臓の機能、活動。血液の運行の推進、中枢神経系の活動である神明を司る。現代精神医学の心気は、自己の健康や身体の些細な不調を過剰にこだわること。

(五)流行性の熱病。温疫《おんえき》とも。また春や秋に流行する腸道性の伝染病(急性胃腸炎を含む)を指すこともある。

(六)近年の研究により戴思恭《たいしきょう》の著であることは否定されている。南宋の度宗《たくそう》の咸淳《かんじゅん》年間(一二六五〜一二七四)に杭州《こうしゅう》で官吏をしていた戴復庵《たいふくあん》が原著者であり、寺僧が転録する過程で増補したとされる。元末明初頃の十四世紀後半に成立か。十二巻。内容は北宋から南宋代の方論書に近似し、十二門百二類について、病因・病源・病症・治法方剤加減などを述べる。[参考文献]真柳誠「『証治要訣』『証治類方』解題」(『和刻漢籍医書集成』

である。また傷風寒《しょうふうかん》の時疫《じえき》(五)では、病中に眠ることができない患者がいるが、これは心が安らかにならないためであり、熟睡は良い兆しである。もし過眠となり目が覚めない場合は、これとは反対に良い症候ではない。また病後に、精気が奪われたまま元通りに回復せず、夜眠れない者もいる。これもまた心が安らかでないためである。もし高齢者で眠れない場合は病気ではない。それは老年の平常状態であり、あまり悪い症候ではない。高齢者にこの症候があるなら、とりたてて病気と考えるべきでない。後世の医書には、この病の主因を痰《たん》としているが、取るに足らぬ説である。

『証治要訣《しょうちようけつ》』(六)には「痰は胆経《たんけい》(七)に存在している。もし精神を蔵している心臓を守ることができなければ、寝ることができなくなる」と記されている。また、「胆涎《たんぜん》(八)が心臓に溢れて、心気が不足するなどの不調は、これが原因である」とも記述されている。『古今医鑑《ここんいかん》』(九)、『万病回春《まんびょうかいしゅん》』(一〇)、戴思恭《たいしきょう》(一一)には「概ね驚悸、健忘、怔忡《せいちゅう》(一二)、失志(一三)、不寐、心風(一四)は、どれも胆涎が心臓に溢れることによって、心気が不足する結果をもたらす」とある(『証治要略《しょうちようりゃく》』にこう記載されている)。これらの文言は似たとこ

第七輯、エンタプライズ、一九八九年一月)。

(七)足少陽胆経《あしのしょうようたんけい》、足少陽経脈《あしのしょうようのけいみゃく》に同じ。十二経脈の一つ。循行径路は、体内では胆に属し、肝を巡る。体表では、眼部より側頭部、耳部、頬部、後頭部、肩部、側胸部、下肢外側を経て、足の第四趾端に止まる。

(八)胆から出る水液。

(九)明の龔信《きょうしん》編、龔廷賢《きょうていけん》の続編で王肯堂の補充により、一五七六年初刊、続編一五八九年刊行。十六巻(原著は八巻)。内科、外科、婦科、児科、雑科病症百余種について幅広く論じ、金元の諸家の文献治法や自らの臨床経験からの独自の学説を述べる。特に小児科では麻疹(はしか)の病名の初出書であり、病証・併発症・治法と予後・症候上からの痘瘡との鑑別も詳しく論じられている。

(一〇)明の龔廷賢《きょうていけん》撰。一五八七年成立。八巻。内科、外科、婦人科、小児科など各科病症を百九十余種について、病証、病因、病機、治法方剤が記される他、「医家十要《いかじゅうよう》」には医家としての心得を掲げ、医学倫理を論じている。日本で広く受容され、江戸時

ろがある。すなわち、胆涎が心臓に溢れて心気が不足すると主張する者は、医家の保守的な頑迷さから逃れられていないのである。思うにこの六項目は、すべて癇という病証の細目であり、失志・心風は単に狂癇の別名に過ぎない。怔忡は悸の別名、不寐もまた狂の前ぶれである。ただし健忘は、痱《ひ》の一つの症候を指すに過ぎない。痱と癇とは本源的に依存関係にある。したがって、癇の症候である健忘を発症すれば、やがて痱の病態に至るのを逃れることはできない。

代に十八版を重ねた。

（一一）明初を代表する医家。一三二四～一四〇五。字を原礼《げんれい》、号を粛斎《しゅくさい》。浦江《ほこう》（現在の浙江省諸曁《せっこうしょうしょき》）の人。朱震亨《しゅしんこう》（丹溪《けい》）を師として医学の伝授を受け、朱氏の学説の中心である鬱症の弁証をさらに発展させた。明の太祖《たいそ》の侍医となり、寵愛を受けた。『証治要訣《しょうちようけつ》』十二巻、『証治類方《しょうちるいほう》』四巻が代表的著作と言われてきたが、近年の研究により否定されている。

（一二）心忪《しんしょう》・忪悸《しょうき》などともいう（前出）。心臓が激しく動悸する症候。心悸は単発的であるのに対し、怔忡は持続する。また心悸や驚悸は怔忡よりさらに進んだもの。

（一三）失心風とも。癲の別称。三四頁参照。

（一四）軽症の癲狂。癲ほど激しい病態を現さないものを指す。三五頁参照。

第十一章

悸《き》（一）

悸とは心臓が激しく搏動することである。後代の医家は、これを怔忡《せいちゅう》と称し、もっぱら一般用語の意味で捉えている。思うに、不安や恐怖を感じると心臓がどきどきして、慌てふためいて落ち着くことができない。ちょうど誰かが自分を捕まえようとするときのように恐れおののき、たちまち心臓が跳ね上がり、突然昏倒しそうな感覚を抱くが、これを怔忡と呼ぶのである。もともとこれは後代の一般名称である。つまるところ正しい意味で用いられていないので、諸字書（二）もその論説を詳細に記していない。古来からこれを悸と称する場合は、正し

（一）心悸亢進。動悸。

（二）字典。ここでは語の意味を研究する訓詁学《くんこがく》の字典を指す。

い意味で用いたものである（『素問』気交変大論《きこうへんたいろん》では、「煩心躁悸《はんしんそうき》（三）する」と記されている）。昔の学者は驚と一体化させて驚悸《きょうき》（四）と称した。したがって、驚は身体の外面に現出するものであり、悸は精神内部に起こる症候である。本来これらは表裏の証《しょう》（五）を意味するのであって、同じものではない。そして悸は、現在多くの癇の患者が必ずもっている病証であるから、これもまた癇の一症候に過ぎない。後代になると、憕忡《とうちゅう》（六）、心忡《しんちゅう》（七）、心忪《しんしょう》（八）、忪悸《しょうき》（九）などと呼んでいるが、これらはすべて世間一般の呼称であって、医者は使用すべきではない。

『証治要訣《しょうちようけつ》』には次のように記されている。「憕忡《とうちゅう》はいつも好むことばかりを思い、何かにつけて他のことを考えるということをしないので、体内の血分が傷つけられて消耗する。すると心血《しんけつ》（一〇）が不足して、憕忡《とうちゅう》となるのである。一般に心忡脈乱《しんちゅうみゃくらん》と言われているのはこのことである。また憕忡はすなわち忪悸《しょうき》のことである。忪悸《しょうき》と驚悸《きょうき》とは似ているようで、実際には違うものである。驚悸は何かに驚くことによって動悸が起こるが、忪悸は驚く原因がないにもかかわらず、いつも心臓が搏動し、ひとりでに動悸がすることを言う。二つはまったく区別す

（三）心中が煩悶して胸が苦しく、意識が錯乱して心臓がどきどきする。
（四）非常に驚いて心悸亢進《しんきこうしん》する、心悸亢進して驚きやすくなる、恐れて不安になる症候。あるいは突然心悸亢進して昏倒する発作を起こすこと。
（五）八綱弁証の一つで、表証とは、病邪がまだ体表面にある段階で病位は浅く、病が比較的軽い。裏証とは、病邪が深く侵攻して臓腑にあり、病位は深く重い。
（六）むなさわぎ。
（七）むなさわぎ。
（八）心臓が激しく搏動すること。
（九）むなさわぎ。
（一〇）心臓が掌る血。全身の各組織を栄養したり、精神活動を支える基礎的物質。

べきものである」。しかしこの論説は誤りである。驚悸はすべて同じである。驚とは驚駭《きょうがい》(一一)のことで外動《がいどう》(一二)であり、悸とは心跳《しんちょう》(一三)のことで内動《ないどう》(一四)である。このことを知らないと誤った説を唱えてしまう。王肯堂の論説もこれと同様のものである。

『証治準縄《しょうちじゅんじょう》』では、次のように記されている。「悸はすなわち怔忡《せいちゅう》のことである。病状を考察すると、二つの症候にはわずかな相違がある。悸は心がかすかに動揺することで、恐(一五)にも、驚(一六)にも似ている。怔忡は胸郭内の動悸がいつ起こるのかわからない。突然というよりはひっそり退潮してゆくような感じで、いつ終わるのかもわからない。激烈な場合では、頭も目も同時に眩み、神気が心臓から出てしまい、浮いたような感じになる。これは悸の重症な患者である」。この論では、怔忡の症候は、そのまま悸の証候を指しており、両者の区別がなされていない。成無己《せいむき》(一七)は次のように解説している。「悸とは、心忪《しんしょう》のことである。どきどきして不安に怯えて震え、恐れおののいて自然に安心することができない患者のことである。心悸の原因は二種類しかない。第一は気虚《ききょ》(一八)であり、第二は停飲《ていいん》(一九)である。気虚になると、陽気(二〇)が体内で弱

(一一)驚いて心が激しく動揺すること。
(一二)転がるように揺れ動く脈象。動脈が外位に現れた症候。
(一三)激しい動悸。
(一四)動脈が内位に現れた症候。
(一五)心中恐れおののき不安がること。
(一六)物事に驚き、心が動揺すること。また、痙攣する病気の総称としても用いられ、脳性の痙攣も含まれていた。
(一七)宋・金代の名医。一〇六三頃〜一一五六。聊摂《りょうせつ》(現在の山東省聊城《さんとうしょうりょうじょう》)の人。『内経《だいけい》』や『難経《なんぎょう》』などの理論に則りながら張仲景の『傷寒論』に詳細な注釈を加え、後代の『傷寒論』研究に多大な影響を与えた。編著に『注解傷寒論《ちゅうかいしょうかんろん》』全十巻(一一四二年)、『傷寒明理論《しょうかんめいりろん》』(一一四二年頃)四巻がある。
(一八)元気が損耗して虚すること。臓腑の虚損や重病などで生ずる。
(一九)停水ともいう。胃に水が留まり、胃の中からごぼごぼという振水音がする。
(二〇)陰気と相対するもの。六腑の機能は陽気である。

くなり、胃の辺りが空になるために、正気《せいき》(二一)が内部で動くために動悸が起こるのである。停飲になると、体の水分は体内に停滞している。心臓は火(二二)に相当するので水を嫌うが、水はすでに体の内部に溜まっているために、心臓が自然に安定することができず、悸が発症するのである。また発汗(二三)すると、正気が内虚《ないきょ》(二四)し、邪気と互いに攻撃し合うことによって悸が発症する場合と、気虚して悸が発症する場合があり、これまた一層激しいものである。また胃内停水が過多となる場合、すなわち水飲(二五)が貯まって体内に行き渡らず、胃に大量に留まっていると悸が発症する」(出典は『明理論《めいりろん》』(二六))。

以上のことより、停飲《ていいん》は必然的に悸を発症させるのである。それはまるで癥《ちょう》が原因で悸が発症するのと同様の機序である。ただし、気虚の場合は、汗法(二七)や吐下《とげ》(二八)によって体内の癥が移動し、悸が発症するのである。

『素問』では、「心臓が激しく動悸して空虚感があり、胸脇《きょうきょう》と胃が安定しない」(至真要大論《ししんようだいろん》)と記される。

『傷寒論』では次のように記される。「脈象が浮数《ふさく》(二九)ならば、機序に従

(二一) 真気、元気ともいう。先天の元気と、飲食などによって得た後天の気が合わさって成ったもので、生命機能の総称。

(二二) 五行説で心臓は火に相当する。

(二三) 汗は体内の水分である津液の代謝産物であるため、心臓の活動の産物と考えられた。

(二四) 病を発症しても、脈が病んでいない状態。

(二五) 痰飲《たんいん》とも。体内の輸化されない余剰の水液が停留しているもの。

(二六) 『傷寒明理論《しょうかんめいりろん》』のこと。全四巻。成無己《せいむき》著。一一四二年頃成立。病気が異なっても、同一の症候を示すメカニズムを明らかにした。

(二七) 発汗作用のある薬物を服用して発汗させることにより、表邪を取り除く治療法。

(二八) 嘔吐と下痢。

(二九) 脈位が浅く、軽く取ると得られる浮脈《ふみゃく》の脈象と、脈の到来が急速な数脈《さくみゃく》の脈象が併存した脈象。表熱の証である。

(三〇) 桂枝湯《けいしとう》は太陽病で虚の薬方。『傷寒論』

って発汗すると必ず治癒するものである。もし下してしまい、体が重そうに動きが鈍くなり、心悸する場合は、さらに発汗させてはならない。自然に汗が出て治癒してゆくのに任せるのがよい」。また以下のように記される。「発汗があまりに多くなりすぎて、患者が両手を組んで心下部の辺りを覆うようにして、自分で動悸を抑えようとしている場合には、桂枝甘草湯《けいしかんぞうとう》(三〇)を用いて主な治療とする」。また「太陽病(三一)の患者を発汗させたが、発汗した後も依然として治癒せず、さらに発熱してみぞおちに動悸を生じ、頭がくらくらして体の筋肉が痙攣し、ふらふらして地面に倒れそうになるような患者には、真武湯《しんぶとう》(三二)をもって主な治療とする」。また以下のようにも記される。「傷寒(三三)あるいは中風《ちゅうふう》(三四)に罹《かか》って五、六日を経た後、悪寒と発熱を交互に繰り返すもの、胸脇部が張って重苦しく、気分が重く黙っており、食欲がないもの、心中が煩悶して胸が苦しく、しきりに吐くもの、または心下部《しんかぶ》に動悸を感じて排尿困難な患者には、茈胡湯《ひことう》(三五)を用いて主な治療とする」。

『金匱方論《きんきほうろん》』には、「寸口《すんこう》(三六)の脈象が動脈(三七)であり、弱脈(三八)である。動脈は驚《きょう》に現れ、弱脈は動悸に現れる」と記されている。

の最初に登場し「桂枝《けいし》四両（表皮を除去する）、甘草《かんぞう》二両（火であぶる）を水百二十で煮て四十に煮詰め、滓《し》を漉《こ》し去り頓服する」とある。これにさまざまな加減方がある。

(三一) 六経病の一つ。太陽は人体の表を司《つかさど》り、外邪が人体に侵襲する際は、まず太陽がこれを受けることにより、外感病の初期にみられる。

(三二) 真武湯《しんぶとう》（玄武湯）は『傷寒論』の太陽病篇と少陰病篇の両方に登場し自然治癒力が完全になくなった場合に用いられる。『傷寒論』の処方には、「茯苓《ぶくりょう》三両、芍薬《しゃくやく》三両、生姜《しょうきょう》三両（切る）、白朮《はくじゅつ》二両、附子《ぶし》一枚（火であぶって表皮を除去し、八片に破る）を合わせ、水八升で煮詰めて三升とし、滓《し》を去り七合を温服する」とある。

(三三) 太陽経病《たいようけいびょう》の二分類の一つで、太陽傷寒《たいようしょうかん》ともいう。寒邪が表に襲来して腠理《そうり》が閉塞したものであり、無汗脈浮緊《むかんみゃくふきん》を特徴とする。『傷寒論』には、「太陽病、或《ある》いは既《すで》に発熱し、或いは未《いま》だ発熱せずとも、必ず悪寒、体痛嘔逆、脈陰陽ともに緊《きん》なる者を、名付けて傷寒と為す」とある。

(三四) 太陽経病の二分類の一つで、太陽中風《たいようちゅうふう》ともいう。汗出脈緩《かんしゅつみゃくかん》を特徴とし、『傷寒論』には、「太陽病、発熱汗出、悪寒、脈緩なる者を名付けて中風と為す」とある。

(三五) 茈胡《ハマアカキ》はセリ科シシウド属の多年草であるノダケ (ハマアカキ) のことで、成分のサポニン、フラボノイドは発汗・解熱・去痰・冷え性・神経痛などに効果がある。『傷寒論』には小柴胡湯《しょうさいことう》と記されている。

(三六) 両手の橈骨突起《ぎょうこつとっき》の内側の橈骨動脈上の脈診部位。気口《きこう》、脈口《みゃくこう》ともいう。

(三七) 脈象の一つ。脈形が豆のようで、転がるように揺れ動き、滑数《かっさく》にして力のある脈。驚恐あるいは痛みの証とされる。

(三八) 脈象の一つ。細軟で沈、柔弱で滑の脈。気血が不足している虚証にみられる。

第十二章

附《つけたり》・字弁《じべん》(一)

癇は間のことである。病が動のときはさまざまな症候が現れる。病が静のときには安らかで、まったく健康な人のように見える。すなわち病は交互に現れるものであるから、間に依拠するという意味で癇と称するように思われる。また、顛倒して人事不省に陥ることから、顛に依拠するという意味で癲と称するのも同様である。以上のことから、癲も癇も、両方とも字義の類似する漢字の意味に依拠している。

また、癇は簡のことであるともいう。それは『論語』に引用される「狂簡《きょうかん》」(二)の意味である。考証の結果、孔安国《こうあんこく》(三)は「簡は大なり（簡は大き

(一) 字解とも。字義の解説。

(二)『論語』巻第三・公冶長《こうやちょう》第五の二十二「子、陳《ちん》に在して曰く、帰らんか、帰らんか。吾《わ》が党の小子《しょうし》、狂簡、斐然《ひぜん》として章を成す。これを裁《さい》する所以《ゆえん》を知らざるなり」を指し、「狂簡」は志が大きいが、行いが伴わないことを意味する。

(三) 前漢代の儒学者で曲阜《きょくふ》（現在の山東省済寧市《さんとうしょうさいねいし》）の人。字は子国《しこく》で、孔子十一世の孫。生没年未詳。武帝《ぶてい》のとき博士となり、臨淮郡太守《りんわいぐんたいしゅ》に至る。景帝《けいてい》のとき、孔子の旧宅の壁中から『尚書《しょうしょ》』『礼記《らいき》』『論語《ろんご》』『孝経《こうきょう》』が発見されたが、蝌蚪文字《かともじ》で書かれていたので読める者がおらず、安国が今文尚書《きんぶんしょうしょ》と比較研究して今文より十六篇多いことを発見し、古文尚書学《こぶんしょうしょがく》を興したと伝えられる。しかし孔子壁中書に安国が伝を附したとされる『古文孝経孔子伝《こぶんこうきょうこうしでん》』は偽作であることが断定されている。伝は『前漢書』八十八。

(四) 南北朝時代の梁《りょう》の儒学者。四八八〜五四五。呉郡《ごぐん》（現在の江蘇省《こうそしょう》）の人。武帝のとき、国子助教《こくしじょきょう》となる。主著『論語義疏《ろんごぎそ》』十巻

いこと)」とする。また、皇侃《おうがん》(四)は、「簡疎大《かんそだい》にして細行《さいこう》無きなり(簡はおおざっぱで、細かい配慮が無い)(五)」、または「簡略《かんりゃく》の行《こう》なり(こまごまとしない行為)」と述べている。『康熙字典《こうきじてん》』(六)には、「慢忽之《まんこつこれ》を簡《かん》と謂ふ(おろそかであることを簡という)」とある。『孟子《もうし》』(七)には、「驩《かん》(八)を簡《あなど》る(驩のことを侮っている)」(注疏書《ちゅうそしょ》には「簡略不礼のこと」とされる)とある。簡傲《かんごう》(九)、簡略《かんりゃく》、疎大《そだい》、慢忽《まんこつ》といった言葉の語義すべてが癇の意味を帯びており、どれも似通っている。

　驚は、驚き恐れるような状態になるので、驚というのである。驚くことが原因で発症するのではない。狂となる者は、平常とは別ものになり、正気を乱して失ってしまうので、狂というのである。また㾐の異体字で書かれることもある。『正字通《せいじつう》』(一〇)には、「内経本《だいけいぼん》には狂の字で書かれる」とある。また徐春甫《じょしゅんほ》(一一)は「狂は孔子の言う狂狷《きょうけん》(一二)の意味の狂である」とする。『霊枢』には、「狂病は初発症候として、横になることが少なくなり、食欲がなくなる。自分を優れて賢く、思慮深い知恵者で、極めて尊い人物であるとみなす」と記されている。したがって「狂者は積極進取で志が大きく、大言壮語する者である。以前に異常な言

は、南宋の頃には中国で逸書となったが、日本にのみ完本が伝えられた。伝は『南史』七十一。

(五)皇侃《おうがん》『論語義疏《ろんごぎそ》』による。

(六)清代の字典。清の康熙帝《こうきてい》の勅《ちょく》により張玉書《ちょうぎょくしょ》、陳廷敬《ちんていけい》らによって編纂された。一七一六年刊。全四十二巻。四万七百字余の漢字について、親字《おやじ》ごとに反切《はんせつ》による字音、字義、用例を掲げ、漢代の『説文解字』以降の字書の集大成として位置付けられる。

(七)巻第八離婁章句《りろうしょうく》下。「諸君子皆驩《かん》と言《ものい》えるに、孟子独り驩と言わざるは、是れ驩を簡《あなど》(慢)るなり(皆が私に挨拶をするのに、孟子だけが私に挨拶をしないのは、私を侮っているのだ)」による。

(八)王驩。字は子敖《しごう》。斉《せい》の右師《ゆうし》(宰相)。孟子が非常に嫌っていた人物。

(九)人を侮り、驕り高ぶること。

(一〇)明代の梅膺祚《ばいようそ》編『字彙《じい》』と清代の『康熙字典』との間に位置する字典。原書名は『字彙辯《じいべん》』。十二巻。明末の張自烈《ちょうじれつ》が真の編者だが、廖文英《りょうぶんえい》が譲り受けて自分の名で一六七一年に出版した。反切などの音注が標

動があり、病気の所見があるらしいのは当を得ている」とする(『古今医統《ここんいとう》』(一三)に記される説を引用)。しかしそれは誤りである。孔子の言う狂とは、ただ志を述べる言葉が壮大なことを指しているだけであって、錯乱して正気を失うことを指しているのではない。医家の知る病気の症候からは遠く隔たり、まったく異なるものである。

悸は『説文《せつもん》』(一四)に、「心臓が動くことである」とする。『正字通』には「あるいは痵の字体に作る」と記されている。怔について、『康熙字典』によると「揚子《ようし》(一五)の『方言』(一六)に、「怔忪《せいしょう》は慌てふためくこと。不安を伴って驚くこと」とある。『玉篇《ぎょくへん》』(一七)には「怔忪《せいしょう》は恐れてびくびくする様子」と記されている。忡について、『康熙字典』には「別字体で㤝とする。憕《とう》のことである」とある。『康熙字典』では、「音は棖《トウ》、失神する様子。音は瞠《どう》、心が平静であること」とされる。また慒憕《そうちょう》とは心がすっきりしないことである。忪について、『正字通』では、「音は鍾《しょう》、心臓の動悸が激しいこと」とする。『康熙字典』には、「心臓の動悸が激しい様子。あるいは恐れてびくびくすること。驚のこと」と記されている。しかしこれらの説は、すべて本来の語義からは離れたものである。こ

準的な音ではなく、江西贛方言《こうせいかんほうげん》(贛語《かんご》)の影響がみられる。[参考文献]古屋昭弘「近三十年『正字通』研究概況」(早稲田大学大学院文学研究科紀要、第二分冊、英語英文学・フランス語フランス文学・ドイツ語ドイツ文学・ロシア語ロシア文化・中国語中国文学、六十一巻、一二一〜四三一頁、二〇一六年二月二十六日)

(一一) 明代の医家。一五二〇〜一五九六。字を汝元《じょげん》、号を東皐《とうこう》と称する。新安《しんあん》(現在の安徽省祁門県《あんきしょうぎもんけん》)の人。李杲《りこう》の学説を継承し、特に内科・婦人科・小児科の臨床に優れ、太医院医官《たいいいんいかん》を務めた。三十年の歳月を費やして『古今医統《ここんいとう》』百巻を編纂。また一五六八年には中国医学史上最初の民間医学学術団体である「一体堂宅仁医会《いったいどうたくじんいかい》」の創始者の一人となり、①医学知識の探求と研鑽、②医学技能の交流と向上、③医徳の修養、④医療過誤の撲滅と医家の相互扶助を図った。

(一二)『論語』巻第七子路《しろ》第十三の二十一「子の曰《のたま》わく、中行《ちゅうこう》を得てこれに与《くみ》せずんば、必ずや狂狷《きょうけん》か。狂者は進みて取り、

こでこのように些末な説について述べるのは、通俗的な字義に近いものを取り上げて列挙しているだけで、実質的にはすべて悸の字を用いれば十分である。怔はもともと曖昧な営みを表す怔営《せいえい》の語義と同じであり、忡《ちゅう》はもとは憂、つまり憂える様を表す忡忡《ちゅうちゅう》の字と同義である。憕《とう》は心が平静であるという字義で、ほぼ忪《しょう》に近い。したがって怔忡、憕忡などの字句は、あえて使用する必要はないのである。

狷者《けんじゃ》は為《な》さざる所あり」（先生がおっしゃるには、中庸の人を見つけても親しまないのは、必ず狂者か狷者であろうか。狂者は積極進取の姿勢でむやみに理想を求め、狷者は意思堅固のあまり、やり残すことがある）による。

（一三）明代の医家徐春甫《じょしゅんほ》が三十年かけて編纂した医学全書。一五五六年成立。百巻。明代以前の歴代の医書並びに経史百家《けいしひゃっか》の医学に関する資料合わせて二百八十余の書物から抜粋・記録し分類・整理して再編し、弁証治療《べんしょうちりょう》や症例などから医学理論を導き出し、簡明に記している。

（一四）『説文解字《せつもんかいじ》』の略称。中国最古の漢字事典。後漢の許慎《きょしん》著。一〇〇年頃成立。秦代《しんだい》の小篆《しょうてん》を主として九千字余りの漢字を五百四十の部首に分類し、その成立と字義を説解する。

（一五）揚雄《ようゆう》。前五三〜一八。前漢代末から王莽《おうもう》の新《しん》にかけての文人、学者。蜀郡成都《しょくぐんせいと》（現在の四川省成都《しせんしょうせいと》）の人。『漢書《かんじょ》』巻八十七揚雄伝には揚雄自ら書いたとする自序が収められる。著に『法言《ほうげん》』十三巻、『揚雄倉《ようゆうそう》頡訓纂篇《けっくんさんへん》』などがあり、また應劭《おうしょう》『風俗通《ふうぞくつう》義《ぎ》』序によると中国最古の方言集『輶軒使《ゆうけんし》者絶代語釈別国方言《しゃぜつだいごしゃくべっこくほうげん》』（『方言《ほうげん》』とも）の作者とする。

（一六）中国最古の方言辞典。正式名称は『輶軒使者絶代語釈別国方言《ゆうけんししゃぜつだいごしゃくべっこくほうげん》』。全十三巻。應劭《おうしょう》『風俗通義《ふうぞくつうぎ》』序に揚雄《ようゆう》の著とする。現行本では、東晋《とうしん》の郭璞《かくはく》（二七六～三二四）によって注釈が付されている。

（一七）梁《りょう》の許慎《きょしん》撰『説文解字《せつもんかいじ》』をもとに増補し、編纂した字書。原本は顧野王《こやおう》撰。五四三年に成立。全三十巻。部首五百四十二部、千六百九十七字を収める。中国では原本は早くに散佚したが、日本に一部が伝存する。その後唐代の六七四年に孫強《そんきょう》によって字数を増補され、宋代《そうだい》の一〇一三年に陳彭《ちんほう》年《ねん》らによってさらに増補を重ねて『大広益《だいこうえき》会玉篇《かいぎょくへん》』として再編された。現存する『玉篇』の完本はこの『大広益会玉篇』である。室町時代に成立した『和玉篇《わごくへん（わぎょくへん）》』はこの『大広益会玉篇』の影響を受けて作られ、広く流通して漢和辞典の代名詞ともなった。

解説

上宇都ゆりほ
岩熊麻由美
濱田秀伯

一　香川修庵について

香川修庵は江戸時代前期にあたる天和《てんな(てんわ)》三年（一六八三）七月一日、播州姫路に生まれ、名を修徳、字は太冲《たいちゅう》、号を修庵（修菴とも）、一本堂を称した。墓碑によると、祖父は名は某、助九郎と称し、祖母は安積氏の出身であり、父の名は哿吟《かぎん》、小三郎と称したが幼い頃に死別し、母は下村氏の出身であり、貞と称した。修庵の妻は香川助左衛門の娘で憲と称し、一女を産み、娘は島田充房《しまだみつふさ》に嫁した。修庵は側室との間にも一男一女がおり、息子の名は希輿、字は主馬、号を冬嶺《とうれい》という。彼が修庵医学の後継者となったが、明和五年（一七六八）に三十七歳で没し、子どもがいなかったため、甥である香川南洋（名は景与）を養子に迎えたとある。

修庵は『一本堂行余医言』の他に、『一本堂薬選《いっぽんどうやくせん》』三巻（一七二九）、『一本堂薬選続篇』一巻（一七三八）という薬草学書も著した。これらも中国や日本の薬草学の古典籍における記述の異同の比較が考察された上で、自ら患者に投与した薬草についての効能や治療の経過などが実証的に記されている。修庵は温泉療法を重視しており、『薬撰続編』では各地の温泉についての紹介があり、特に滝に打たれる瀑布泉《ばくふせん》療法は独自のものとして注目される。

修庵は宝暦五年（一七五五）、郷里である播州に行った後、病を得て京への帰途丹波古市村にて没した。享年は数え年で七十三歳であった。京都嵯峨野の小倉山二尊院に葬られ、息子希輿によって墓が建てられ、修庵の師であった伊藤仁斎の末子伊藤長堅《いとうながかた》（蘭嵎《らんぐう》）によって墓碑が刻まれた。

二　江戸時代の日本の医学

江戸時代の日本の医学は、一般的には古来中国より伝わった漢方医学を基礎とする漢方医とヨーロッパより伝わったオランダ医学を学んだ蘭方医との二派が対立していたという構図が描かれがちであるが、実際には、はるかに複雑であったらしい。

鎌倉時代に朱子学が伝来して以来、貴族や禅僧が好んで朱子学を学んだことにより、儒教は神道や仏教と並んで日本の思想を形成する要素の一つとなった。朱子学とは、南宋の朱熹《しゅき》

（朱子、一一三〇～一二〇〇）によって初めて理論体系を与えられた儒教の思想的理論体系であり、それまで訓詁注釈を主としていた儒学を理気《りき》二元論によって思想体系化したものである。ことに江戸時代以後、家康が寺院の権力を縮小する宗教政策によって林羅山などの儒者を重用し、元禄四年（一六九一）には綱吉が朱子学を学ぶための公的な機関である湯島聖堂を建立してより、朱子学は幕府に認められた公的な学問と位置付けられて広く学ばれるようになった。

李朱医学を含め、漢方医学の基礎は『黄帝内経素問《こうていだいけいそもん》』と『黄帝内経霊枢《こうていだいけいれいすう》』の二つの古典籍に求められ、修庵もしばしば引用している。これらの書物は春秋時代には出現したとみられるが、特定の作者が作ったものではなく、春秋戦国時代（前七七〇～前二二〇）から秦漢の時代（前二二一～七）の間の思想が原本として出現し、以後長期間にわたって多くの医家による編纂を重ねて漸次成立したものと推測される。

書名の初出としては後漢の班固《はんこ》（三二～九二）の著した『漢書』芸文志《げいもんし》に初めて『黄帝内経』の名が現れ、その後六朝時代（二二二～五八九）に全元起《ぜんげんき》による注解本が成立し、唐代の王冰《おうひょう》（七一〇～八〇四の時代に活躍）による校定によって、現行本『霊枢』の祖本がほぼ成立したと考えられている。

『素問』も六朝時代に全元起による注解本が成立したが、すでに九巻あったものの一巻を亡佚したことにより八巻となっていた。これを基に、唐の王冰が欠巻の一部を発見したことを基に、大幅に改編を加えたものが現行本の二十四巻八十一篇の基となった。亡佚された原本の未発見箇所は二篇の欠落とされ、実際の記述は七十九篇である。この欠落箇所について、宋の劉温舒《りゅうおんじょ》が『素問遺篇』を撰述したが、偽書とする説もある。その後北宋の林億《りんおく》や高保衡《こうほこう》が改訂したものが現行本の『素問』の原本となった。

『素問』『霊枢』ともに、中国の始祖とされる三皇の一人、黄帝が名医岐伯《ぎはく》に病名や治療法を尋ねる問答形式の体裁を採り、神仙思想や道教思想、不老長生の願いなどが指摘されるが、その中心となるのは気の思想、陰陽四時五行《おんみょうしじごぎょう》の思想と養生論である。中国の支配者が不老長寿や養生を重視したのも、これらの書物に記される医道と聖道の不可分な関係が根本思想として存在したからであり、自らの身を保つことがすなわち聖道であるという思想を基に、漢方医学や医家たちは長い年月をかけて多くの症候を分類し、鍼灸や薬草学を系統立てたのであった。これらの書物には、症候の分類などにおいて人体解剖を基にした臓器の働きの考察が垣間見られるが、気の思想や陰陽四時五行の思想を病因や治療法の中心に据えたために、臨床的観察よりも思弁的な解釈に傾きやすい。気の思想と陰陽四時五行の思想によって全体を把捉しようとする姿勢により、症候の分類はあまり重んじられず、多くの医家の経験の蓄積による、個別的な症候に対する鍼灸や薬草などが効能を発揮したものと思われる。『霊枢』が鍼灸の具体的な技術論の要素が強いのに対し、『素問』は医学運用の根本を成す思想的な要素が大きい。

漢方医学においても、室町時代末期、田代三喜《たしろさんき》（一四六五〜一五三七）が長享元年（一四八七）に渡明（別人との説もある）し、日本に持ち帰った李朱医学《りしゅいがく》を広めてより朱子学を基とする李朱医学が隆盛を極めた。室町時代末期には、名医との名声を得た曲直瀬道三《まなせどうさん》（一五〇七〜一五九四）が、皇族・貴族や室町幕府将軍たちの篤い信頼を受けて体系化し、日本初の医学全書である『啓迪集《けいてきしゅう》』を著した。室町時代末期より江戸時代前期にかけては、漢方医学のなかでもこうした李朱医学を基盤とし、五行説に則り身体の温補《おんほ》を重視する学派が、後世方派《ごせいほうは》と呼ばれて主流を成していた。

これに対し、中国の漢代に張仲景《ちょうちゅうけい》（張機とも）（一五〇?〜二一九）が著した『傷寒論』（三世紀初頭）に医学の理想を求めようとして、中国古典籍の再解釈を試みた一派は古方派《こほうは》と呼ばれ、修庵はその代表的な医家の一人である。また学問理論よりも臨床での実践を第一として重んずる人々は折衷派《せっちゅうは》と総称された。江戸後期には医学館に学ぶ医師たちにより医学の古典籍の考証が進められ、平安時代より官医として医術を代々任じられた丹波《たんば》家の裔である多紀《たき》氏などが考証派《こうしょうは》として幕府より重んじられた。さらに、山脇東洋《やまわきとうよう》（一七〇六〜一七六二）を祖として蘭学を学ぶ漢蘭折衷派《かんらんせっちゅうは》が生まれ、その後西洋医学による知識や技術が広まっていった。

三　香川修庵の儒医一本思想

修庵の号である一本堂とは、修庵が唱えた「儒医一本」の思想に基づくものである。『行余医言』の自序には、修庵がなぜ古方派の医家を志したかが記されている。それによると、修庵は播州にいた幼時より読み書きを習い、十四、五歳頃に朱子学を聴講したが、何も得るものがなかったので、元禄十三年（一七〇〇）、十八歳のときに京に上り、伊藤仁斎の古義塾に入門し、堀川学派の門人として五年間古学を学んだ。しかし聖賢の千言万語を修めるために諸国に遊学したくとも、母一人子一人の境遇では母と離れて暮らすことはできない。わが身を修めることこそ本道であり、病を身に得ては忠孝も不可能なので、後藤艮山《ごとうこんざん》（一六五九～一七三三）の門下で医学を志すことにしたという。儒学から医学への転向の過程には、必ずしも本人の意思ではない家の事情が絡んでいたことが窺えるが、自らの身を保つことが王者としての至徳であるという考え方、すなわち医道は聖道に通ずるという教理を媒介させることで個人的な事情による学問の転向を表象的に再解釈し、「聖道医術その本を一にして二致なし」という儒医一本の思想に転換したらしい。すなわち儒医一本思想は、修庵本人にとって存在意義に関わる根源的な出来事であったと言えよう。

日本における精神病治療について、江戸後期に蘭学が広く認知される以前は、古方派・後世方派ともにこの二書の気の思想・陰陽四時五行思想を治療の基盤としている。多くの医家が為すべきことは臨床的な観察よりも、気の思想・陰陽四時五行思想にどのような症候を当てはめるかが重要であった。その点において、修庵は極めて特殊な医家であったと言えよう。

修庵が重視したのは臨床像の観察であり、観察結果に基づく症候の分類であった。その結果、修庵は医学における聖典のような扱いであった『素問』や『霊枢』の記述に対しても、自らの克明な臨床観察と比較して批判的態度を取っている。

朱子学の開祖である朱熹《しゅき》は『礼記《らいき》』の中の一篇である『大学《だいがく》』を、『中庸《ちゅうよう》』『論語《ろんご》』『孟子《もうし》』と合わせて「四書」と称して重視した。仁斎は十一歳のときより『大学』を句読した後、朱子学の研究に傾倒したが、その後『論語』を独自に解釈し直し、復古学を唱えて『大学』の大胆な改編をおこなった。仁斎の学問的手法は直感的であることを免れないために、諸文献による立証の脆弱さを常に指摘されるものであった。とはいえ、その人間学的・哲学的な観点による洞察は、経書の独自解釈を生み出し、朱子学批判となった。江戸前期における朱子学の公的な学問としての位置付けという思想的状況の中で、朱子学を原典から読み直し、「仁」という人間学的解釈を提示したことは、日本思想史上特筆されるべきものである。修庵もまた『大学』を独自の解釈によって再編した成果として、享保十四年（一七二九）、四十七歳のときに『大学叢《だいがくそう》』を刊行している。

仁斎の門下で儒学を五年間学んだ修庵は、後藤艮山《ごとうこんざん》の門下に入り医学を学んだ。艮山は『傷寒論』に医学の理想を求め、あらゆる病気は一気の留滞から生ずるという一気留滞説《いっきりゅうたいせつ》を唱えた。この独創的な理論は、仁斎の『童子問』の「一元気」と発想が類似しており、古学の思想を医学に援用したものである。順気を身体の健康な状態とみなし、具体的な治療法としては、熊胆《くまのい》、蕃椒《とうがらし》、鍼灸《しんきゅう》、温泉療法を用いた。艮山の門弟は二百名を超え、古方派を代表する一大勢力であった。修庵も艮山の順気の思想、また治療の具体的方法論を踏襲しており、滝に打たれて衝逆してきた気を下げるという瀑布泉療法は、この思想をもとに提唱されたものである。

儒者が医家を兼ねるとき、しばしば儒医と呼称されたが、それは必ずしも敬意の込められた表現ではなかった。医家が独立して施療するのではなく、儒者の副業的な意味合いが色濃く反映されていたからである。あくまでも儒学が上位にあり、医学は儒者の副業という二次的な存在に過ぎなかった。悪く言えば、儒者の日銭稼ぎの手段とも受け取られていたのである。そこには、奈良時代より続く律令政治におけるヒエラルキーの中で、もともと寺院の高僧や貴族・武家層出身の学者が儒者となったのに対し、医家は特殊技能をもつ職人という一段低い位置付けがあった。こうした儒者と医家の階級差に基づいて、儒医が蔑称のニュアンスを帯びていた実態に、修庵の師である伊藤仁斎は極めて批判的であった。

儒者から医家への転向を余儀なくされ、その転向を自らのレゾン・デートルとした修庵にとって、儒医一本思想とは、古代律令政治のヒエラルキーに基づく儒者と医家の不平等な関係を根本から倒壊させるものでなくてはならなかった。修庵にとって、『霊枢』『素問』という漢方医学の古典籍における医道・聖道の同一視は、自らの存在に関わる問題ではなかっただろうか。儒医一本思想とは、単なる儒者と医家の兼業の正当化でもなければ、儒学と医学の学問的探求にとどまるものでもない。修庵は、むしろ医道こそが聖道を保障するものとみなしていた。これが、自序の「聖道医術その本を一にして二致なし」の掲揚であり、「身を修むるを以て本と為す」という『素問』『霊枢』の思想と重ねて自らの転向の理由を記したことの真意ではないかと思う。

四　近代ヨーロッパ精神医学のあけぼの

精神障害は人類の誕生と同時に生じたに違いない。狂、狂気の記載は大昔からどこの国にもある。古代エジプト、ギリシャでは医療は宗教と結びついていた。ヒポクラテス（前四六〇～三七五頃）は宗教説に反対し、病気を四つの体液（血液、粘液、黄胆汁、黒胆汁）の不調和による自然現象と合理的に捉え、精神障害はこの不調和が脳を発熱ないし冷却、流動、乾燥させ、気息（プネウマ）が行きわたらなくなり発病すると考えた。病気の自然治癒を重視し、それを援助するのが医師の務めであるとしている。その思想をわが国に初めて紹介したのは『解体新書』の改訂を手がけた江戸後期の医師大槻玄沢《おおつきげんたく》（一七五七～一八二七）である。ガレノス（一三〇～二〇一）はヒポクラテスの体液説を継承し、解剖や実験をおこない治療には人体に備わる自然力を重視した。フレニティス（黄胆汁と粘液が脳に侵入し発熱、けいれん、錯乱、幻覚を起こす）、レタルグス（粘液が脳を冷却し、意識・記憶・判断低下、全身の無力を起こす）、カタレプシア（全身の硬直をともなう感情喪失）、マニア（黄胆汁優位で判断力低下、錯乱、尊大、感情過多）、メランコリア（黒胆汁優位で落胆、恐怖、人との共存や生きることを嫌い、自殺を企てる）、てんかん（黒胆汁が脳室にうっ滞しプネウマを妨げて意識を失う）など、近代精神医学に用いられる用語が彼のもとで整理された。

中世ヨーロッパはキリスト教の影響が強く医学は停滞した。この時代に医学をリードしたのはイスラム世界であった。アラビア医学は解剖や生理実験をおこなわなかったが、錬金術に必要な蒸留、昇華などの化学操作で新しい物質を作り、新しい薬（ジャコウ、センナ、タマリンドなど）を用いたことで知られる。アルコール、アルデヒドなどアラビア由来の語は多い。中世を起源とする医事のうち大きなものは病院、大学、公衆衛生の三つと言われる。ヨーロッパ最古の医学校は九世紀頃、ナポリ南方サレルノの僧院にできた。サレルノには紀元前六世紀から古代ギリシャ人が住み始め十一世紀頃に最盛期を迎えた。十一世紀末に始まる十字軍遠征はヨーロッパを疲弊させたが、東方文化をもたらす役割をはたした。サレルノでは豚の解剖がおこなわれ、遠征兵士がアラビア由来の医術で手当され、多くの医書がラテン語に訳された。大学は十二世紀半ば最初ボローニャに、次いでモンペリエにできた。ヨーロッパに精神障害者を収容する施療院アサイラムが出来たのは十四世紀である。一三〇五年ウプサラ、一三六五年グラナダ、一三七五年ハンブルクに造られ、十五世紀以降はスペイン、フランス、ドイツ、イギリスへと広がったが、このなかには僧院を母体とする保護施設と監獄を起源とする拘束施設がある。

十六世紀は宗教改革の時代である。パラケルスス（一四九三〜一五四一）は、人間は生命の原理により宇宙全体に結びついた存在であり、精神病とは生命的な精神がさまざまな原因から不健全な変化をきたした自然現象と考えた。治療に水銀、鉄、硫黄、植物エキスなどを用いたので、後の化学医学派あるいは薬物療法の祖とも言われる。

十七世紀ヨーロッパは、政治、経済、文化が拡大し、さまざまな国で自然科学的な発見が相次いだ。イタリアのガリレオ（自然の数学化）、イギリスのニュートン（力学）、フック（顕微鏡）、ハーヴェイ（血液循環）、ドイツのケプラー（天文学）、フランスのデカルト（幾何学）、オランダのホイヘンス（光学）などである。こうした自然科学や医学の進歩は精神医学にほとんど寄与することがなかった。精神障害は当時得られた科学知からは不可解であり、患者は相変わらず悪から生じ、この世に災いをもたらす救いようのない存在であった。十六〜十七世紀は魔女狩りの時代である。他の人々と異なるおこないをする人は悪霊にとり憑かれており、悪魔に誘惑され契約を結んだ異端者とみなされて罰せられた。魔女狩りは中世よりむしろルネサンスに盛んな時期があり、少なくとも十五万人が処刑された。魔女を発見する根拠には、特有のあざ、斜視のほか妄想もあるので、かなりの数の精神障害者が含まれていたとみられる。十七世紀半ば、オランダはヨーロッパの商業、金融の中心地であり国際的な雰囲気に満ちていた。ライデン大学のブールハーヴェ（一六六八〜一七三八）は、ヒポクラテスなどの古典に親しみ、病気は身体を構成する液体と固体の形が変化し異常な動きを示すものと考えた。明快な講義をおこない多くの弟子を育て、その中には密航した日本人もいたらしい。修庵の医師としての活動はこの頃で、ヨーロッパに近代精神医学はまだ出現していない。ブールハーヴェの弟子の一人でオーストリアの女帝マリア・テレジアの侍医を務めたファン・スウィーテン（一七〇〇～一七七二）の注釈本をオランダ語から坪井信道《つぼいのぶみち》（一七九五～一八四八）が邦訳して『万病治準』となった。

十八世紀は合理主義と啓蒙主義の時代である。しかし実際にはフランス革命に代表されるように旧体制が崩壊し、多くの矛盾、混乱、思想の対立をかかえた時期でもあった。当時の医学の中心はウィーン、エディンバラ、パリである。十八世紀後半のヨーロッパは、産業革命による都市国家を形成し始める。農村から都市に人口が集中すると、治安を維持し、市民生活を守るルールを守れない逸脱者たちは、離れた場所に収容されることになった。貧民、浮浪者、老人、放蕩者、犯罪者などであるが、精神障害者も数多く含まれていた。およそ一世紀遅れて近代国家を形成したわが国にも、一八七〇年代に同じ現象がみられる。近代精神医学はこうした中に誕生し、さまざまな矛盾や対立を引きずりながら二世紀あまりの歴史をもっている。

エディンバラのカレン（一七一〇～一七九〇）は体液説から離れ、あらゆる病気は神経から起こると考え神経症の語をつくった。神経症ニューローシスは中枢・末梢神経系の炎症や局在病変のない感覚・運動障害のことで、このなかに後の狂気、精神病に相当するウェザニアが含まれている。ウェザニアは、アメンチア（判断の愚かさ）、メランコリア（部分狂）、マニア（全般狂）、オネイロディニア（睡眠中の行動異常）の四つに分かれている。

南フランス出身のピネル（一七四五〜一八二六）は、三十歳を過ぎてパリに出て翻訳で生計を立てながら植物園で分類学を深めた。パリ大学の衛生学と病理学教授になり、革命と恐怖時代はルイ十六世の処刑に立会い、ナポレオンの顧問医を務め、激動する四十八年間をパリで過ごした。彼がビセートル病院で、看護人ピュサンとともに患者を鎖から解いたのはフランス革命下の一七九三年とされているが、これには諸説があり月日も確定していない。近代精神医学の幕開けを象徴するこの出来事は、今日の視点からみると小規模、限定的なものであったらしい。しかし病院の機構、衛生を改革し、患者を毎日観察して病歴を保存するという臨床の基礎を築いた。ピネルの分類はカレンを植物分類的に改変したもので、脳機能の神経症である狂気は、マニー（全般狂）、メランコリー（部分狂）、デマンス（アメンチアの仏訳）、イディオティスム（知的障害）に分かれている。

ピネルの弟子エスキロール（一七七二〜一八四〇）はフランスに初めて登場した精神科医で、パリ郊外シャラントン王立病院医長になった。十九世紀前半にフランスで活躍したほぼすべての精神科医が彼の指導を受けたが、精神症候学を築いたのは大学教授ではなく、こうした精神科病院の医長たちである。エスキロールはピネルの分類を継承し、メランコリーを抑うつ性のリペマニーと、高揚性のモノマニーに分けた。前者は後のうつ病へ、後者はパラノイアへと発展する概念である。モノマニーは、侵された心理機能に応じて理性モノマニー、感情モノマニー、本能モノマニーが区別され、さらに内容から多数の類型が記載された。デマンスは急性、慢性、老年性、複合性に区分され、急性デマンスはピネルの後天性イディオティスムに相当する。先天性イディオティスムは単一の病気ではなく、知的機能が先天的に損傷した状態で、これにイディオティの語が当てられた。すなわち、認知症は後天性、精神遅滞は先天性とする今日の概念に近づいた。横断的な病像の観察が詳細になり、あたかも発見された植物の新種、変種を記載するように症候学が洗練される一方で、分類はあまりに複雑に細分化され、一人の患者の異なる時期によっていくつもの診断がつくことになった。

十八世紀末から十九世紀初頭にかけてドイツは政治的に統合されておらず、ハプスブルク帝国の周辺に大小の諸侯がひしめく群雄割拠の状態を呈しており、神聖ローマ帝国の伝統を受け継いだ大学も地方分権が強かった。こうしたドイツ語圏には、啓蒙思想への反動から直観や全体的生命を尊重するロマン主義思想がみなぎっていた。哲学者のカントは晩年に精神障害に関心をもち、一七九八年『実用的見地における人間学』の中で、狂気は人間の共通心性が失われ、私的心性に置き換えられたものであると考えた。

ブールハーヴェの流れを汲むウィーンの医学は十八世紀末には硬直化し近代化の流れから取り残されていた。一八三〇年代から新しい科学的な成果をもとに自由主義的な精神科医が出現し、その一人フォン・フォイヒテルスレーベン（一八〇六〜一八四九）が一八四五年に精神病プシコーゼの語をつくった。彼はこの語に精神不安定に近い意味をもたせ、神経症の心理症状を表現しようとした。やがてこの語は、ドイツ語圏において純粋に心理的な原因から生じる病気を指すようになり、これを主張する精神主義者と脳の関与を重視する身体主義者の論争に発展する。

五　修庵の現代的意義

修庵の医家としての態度は、古典籍の理論を思弁的に援用することを批判し、臨床を重んじて診療した患者の病態を克明に記したところにある。修庵は本書の冒頭部分で、癲・癇・狂は同じ病気の表現の違いに過ぎない、と述べている。多様な臨床像を単一疾患の表現と結論づけるためには、自ら多数の患者を診療し、さらに患者一人ひとり長期間の経過を観察しなければならない。これは病気の横断的病像だけではなく、縦断的経過に着目しなければ得られない症候学である。

近代ヨーロッパ精神医学にこの視点が出現するのは、ピネルから四半世紀後のファルレ・ペール（一七九四〜一八七〇）を待たねばならない。彼は経過を重視しマニー、メランコリー、モノマニー、デマンスなどは一時的な状態を表しているに過ぎないとして、これらを独立疾患と見るピネル・エスキロールの分類を批判し、モノマニーの存在そのものを否定した。ここから躁うつ病の原型である循環狂が提唱され、ドイツのフォン・ツェーラー（一八〇四～一八七七）、ノイマン（一八一四～一八八四）らがさまざまな精神病を一つの疾患の経過と見て単一精神病論を展開する。当時わが国の医家の間には、癲・癇・狂の症候と病因をめぐって統一した見解はなかった。したがって、ピネルよりはるか以前に癲・癇・狂が同一の病因によるという宣言から始まる本書は、従来の発想から大きく踏み出し、横断的視点と縦断的視点が初めて結びついた独創的なものと言えるだろう。

修庵は、癇の症候を胸腹部から上行する気に求め、脳には主座を置いていない。ピネル、エスキロールも、同じように精神障害を胸腹部疾患から上行、遠隔性に波及した脳の機能破綻と見ていた。狂気を脳の一次性、特発性疾患と断定したのは、エスキロールの弟子ジョルジェ（一七九五～一八二八）であり、一八二〇年のことである。さらにドイツのグリージンガー（一八一七～一八六八）が、身体主義の立場から単一精神病論を発展させ脳の症候群とみなすのは一八四〇年代である。

強い感情変化が理性を乱し精神障害を引き起こす、という考えは古代ギリシャからある。こうした感情発病論は近代精神医学にも残り、エスキロールは一八〇五年に「熱情論」という学位論文を書いている。モレル（一八〇九～一八七三）は、一八五七年に精神障害の遺伝と環境、心因と体因を統合した初めての生物学的病因モデルである変質概念を提唱した。変質とは完璧な原型から創造された正常な人間の病的偏倚を示すもので、遺伝的に伝えられ、滅亡に至るまで進行する。修庵は、癇が強い感情変化により発病するのではなく、子どもにも生じると述べているので、ある種の素因、体質を考えていた可能性がある。

不食は、今日の摂食症に相当する病態である。フランスのマルセ（一八二八〜一八六四）が消化不良と拒食を伴う心気妄想、ラゼーグ（一八一六〜一八八三）がヒステリー性無食欲症、イギリスのガル（一八一六〜一八九〇）がアノレキシア・ネルヴォーザなどの名で記載するのは一八六〇〜七〇年代であるから、世界的に最も早い記述であるとともに、スリムな体型が必ずしも美的に評価されていなかった一八世紀の江戸にも存在していたことは驚きである。女性に圧倒的に多いが、記載によると苦痛を訴えず、痩せ、無月経は目立たたない。修庵は不食を癇の症候と見ているようであり、拒絶と嘔吐が前景に立つので、無理に食べさせるのではなく自然治癒を待つ治療方針が勧められている。

こうした修庵の実証的、経験主義的な態度は、李朱医学や五行説を重んじる他の門人からは大きな批判を受けた。そこには、自分を仁斎や良山らの師を凌駕する創始者であると称した修庵のいささか尊大な側面への反感も含まれていたらしい。修庵は、仁斎の『大学』再編纂に飽き足りず、自らも『大学』の再編纂をおこなったが、他の文献と比較をしないままに筋の通るところだけをつなぎ合わせたため、仁斎よりさらに恣意的な書物となった。これらは修庵の科学的態度の限界を示している。

十九世紀後半になるとドイツ精神医学が台頭し、世界をリードし始める。一八七一年普仏戦争に勝利したドイツは、帝国を建設し大学教育に力を注いだ。一八八〇年代に大学精神医学講座は、フランスでは唯一パリにしか存在しなかったのに対して、ドイツでは神経精神科学の名称を掲げておよそ二十を数えた。わが国の大学医学部の多くが精神神経科あるいは神経精神科と称するのは、これを模倣したからである。グリージンガーを継承する身体主義精神科医たちは、これら神聖ローマ帝国時代の各都市にある大学間を、国境を越えて自由に往来し、ドイツ精神医学における二つの主流すなわち神経組織病理学と臨床的疾患分類学を中心とする研究を推進した。第一の主流、脳の組織病理学を始めたのはベルリン大学におけるグリージンガーの後任ウェストファル(一八三三〜一八九〇)である。彼は強迫、広場恐怖の記載でも知られるが、病理学者として精神病の脳病変を研究し、大脳局在論と神経心理学の祖となった。第二の主流、疾患分類学はカールバウム(一八二八〜一八九九)に始まる。彼はファルレ・ペールにならって疾患の時間的展開、経過を重視し、破瓜病と緊張病を発見した。クレペリン(一八五六〜一九二六)がこれらを統合し、疾患単位の理念を掲げ経過と終末像を重視して分類体系を打ち立てようとした。彼の分類は教科書を改訂するたびに変化するが、一八九九年教科書六版において早発痴呆、躁うつ病、パラノイアを確立した。

一八六八年、江戸から明治になったわが国では西洋医学が採用された。一八七四年の医師免許制により漢方医学は排除され、江戸時代に蓄積された膨大な臨床知見も一掃されることになった。明治政府が国家統一の手本にしたのはドイツ（プロイセン帝国）であり、医学もここに範をとった。榊俶《さかきはじめ》（一八五七〜一八九七）はウェストファルのもとに留学し、一八八六年帝国大学医科大学（東京大学）に精神病学を開講し、グリージンガーに沿った講義がおこなわれた。後任の呉秀三《くれしゅうぞう》（一八六六〜一九三二）は人道主義を提唱し病院改革、非拘束治療に取り組むとともに、クレペリンの体系を導入し組織病理学を中心とする学問領域を方向づけた。彼が癲狂に代えて精神病の語を用いたのは一九〇三年で、プシコーゼ、イレザインなど複数の語に対応させた。

修庵の臨床描写は具体的で緻密である。患者の生き生きとした記述は、医療関係者や近世文化研究者という範囲を超えて、多くの読者に興味をもって読まれることであろう。行間からは江戸時代の人々の生活や精神障害者に対する感性までも読み取ることができる。こうした江戸時代に蓄積された精神医学が、近代国家の成立を急ぐ時代の転換期に消滅したのは、かえすがえすも残念でならない。このときに江戸医学が到達していた思想とヨーロッパから輸入された思想との整合性をとりながら両者を統合させていれば、わが国は他国に類のない独自の精神医学を発展させることができた可能性があったからである。現代のわが国に、臨床の基盤となる精神症候学が脆弱なこと、アメリカ主導のＤＳＭが無批判に浸透していったこととも無縁ではないだろう。その一方、業績を重視する研究面では大学を中心に組織病理学から生化学、神経伝達物質、神経画像（ニューロ・イメージング）、ゲノムと形を変えながら脳科学が中心を占め続けている。

昨今わが国では、西洋医学に飽き足らず、東洋医学を学び直し漢方を処方する医師が増えている。本書は江戸精神医学が到達していた水準を示すとともに、当時の医師がどのような思想のもとに患者を診療していたのか、その一端を知る貴重な資料である。さらにそれだけにとどまらず、現代を生きる私たち医療関係者に、患者をどのように診察し、病気をどのように区別分類すればよいのか、すなわち精神医学の臨床はどうあるべきかという示唆を与えてくれる。

あとがき

濱田秀伯

本書を故田邊英君と五人のお子さんに捧げる。同君は精神科医で、一九九三年慶應義塾大学医学部を卒業し、文学部で哲学の学位も取得した。彼は博学で芸術、医学史全般に造詣が深く、周囲の人々から慕われていたが、二〇〇九年惜しまれながら若くして病没した。残されたご家族に対する支援が、有志の手で今なお続いているのは、彼の人徳によると考えるほかはない。私は田邊君から多くのこと、とくに江戸医学のことを学んだが、彼は慶應義塾大学医学部北里図書館（現、医学情報センター）の書庫から探し出した本書の原著を、私にいつか現代語に翻訳して漢方医学、江戸文化、古典に関心を寄せる人たちに紹介して欲しいと託した。現代語への翻訳と出版には多くの時間と労力を要したが、このたびようやく田邊君との約束を果たすことができたことを心から嬉しく思う。

本書を一読して感じるのは、これまで十分に紹介されてこなかった江戸医学の水準の高さである。修庵に代表されるこの時代の医師たちは、中国古典をよく勉強し、しかも無批判にそのまま受容し適用するのではなく、自分の目で多数の患者をよく観察し、独自の理論をたてて治療にあたっていた。ヨーロッパに近代精神医学がまだ形を成していなかった時代のわが国に、これだけの精神医学が存在したことを誇らしく思う。

本書は多くの方たちのサポートによりできあがった。漢文の訳読にあたり東京学芸大学松岡榮志先生、中村孝子先生のお手を煩わせた。また生薬や漢方の不明な部分に、株式会社ツムラ学術推進部永野功さんからご教示をいただいた。記して感謝の意を表したい。

事項索引

※太字の数字は本文、細字の数字は脚注の頁を示しています。

【あ】

悪魔 あくま **一二八**
足腰の痛み あしこしのいたみ 四五
足少陰腎経 あしのしょういんのじんけい 七三
足太陰脾経 あしのたいいんのひけい 七二
足陽明経脈 あしのようめいのけいみゃく 七二
アノレキシア・ネルヴォーザ アノレキシアネルヴォーザ **一三四**
熨り薬 あぶりぐすり **五五**
アメンチア アメンチア **一三〇**
アラビア医学 アラビアいがく **一二七**
安中散 あんちゅうさん 四二
アンテ・フェストゥム構造 アンテフェストゥムこうぞう 一〇
暗風 あんぷう **五三**
『医学啓源』 いがくけいげん 六七
『医学綱目』 いがくこうもく **五〇、五三、六八**
『医学正伝』 いがくせいでん **六七**
『医学折衷』 いがくせっちゅう 四七
医学倫理 いがくりんり 一〇五
『医学六要』 いがくろくよう 三六、**三六、四七**
『医経小学』 いけいしょうがく 六六
『医経大旨』 いけいだいし **六七**、七〇
『依源指治』 いげんしち 七二
意識混濁 いしきこんだく 五一
意識障害 いしきしょうがい 五二、七一
意識不明 いしきふめい **一一、五七、七一**
『医書纂要』 いしょさんよう 六八 〔『丹溪先生医書纂要』も参照〕
『医心方』 いしんほう 二五、二六、四七
遺精 いせい 四二、八六
『医宗必読』 いそうひつどく 八三
痛み いたみ 四五、九二、一〇四、一一二
一気留滞説 いっきりゅうたいせつ 一二、**一二四**
『一本堂薬選』 いっぽんどうやくせん **一一九**
『一本堂薬選続篇』 いっぽんどうやくせんぞくへん **一一九**
イディオティスム（知的障害） イディオティスムちてきしょうがい **一三〇、一三一**
痿癈（手足の） いはい 五二
胃苓湯 いれいとう 四三、四四、四六
イレザイン イレザイン **一三六**
陰維 いんい **六七**
陰癇 いんかん **四六**
陰蹻 いんきゃく **六六**
陰脈 いんみゃく 六八
陰陽（病の） いんよう **二六、三二、四六**、五一、**五五、六七、六八、七七**
ウェザニア ウェザニア **一三〇**
鬱症 うつしょう 一〇六
うつ病 うつびょう 九、一〇、一七、**一三一**
鬱冒 うつぼう **五一**
運気学説 うんきがくせつ 四〇
温経湯 うんけいとう 四一
温散寒邪 うんさんかんじゃ 二〇
営衛 えいえ 五六、**八七**
『嬰孺論』 えいじゅろん 七一
営分証 えいぶんしょう 七一
延命法 えんめいほう **九八**
嘔吐 おうと **一九、二四、九二、一三四**、一〇〇、一一〇、**一三四**
黄連解毒湯 おうれんげどくとう 四一
悪寒 おかん **二六**、四六、**一一一**、一一一、一一二
オネイロディニア オネイロディニア **一三〇**

温疫　おんえき　一〇四
温泉療法　おんせんりょうほう　**一一九**、**一二五**
温補　おんほ　**一二二**
陰陽四時五行思想　おんみょうしじごぎょうしそう　**一二一**、**一二三**

【か】

外因性の病　がいいんせいのやまい　三二
『開元広済方』　かいげんこうさいほう　三三
［『広済方』も参照］
『解体新書』　かいたいしんしょ　**一二六**
外動　がいどう　**一〇九**
顔色　かおいろ　八六、八九、**九三**、九八
化学医学派　かがくいがくは　**一二八**
『花間集』　かかんしゅう　三六
膈癇　かくかん　**四九**
喀痰　かくたん　一五、八一
確認行為　かくにんこうい　一〇
下竄　かざん　**八九**
仮死状態　かしじょうたい　五二
下肢の麻痺　かしのまひ　四五
火邪　かじゃ　**四三**
カタレプシア　カタレプシア　**一二七**
『活幼心書』　かつようしんしょ　八八
加味逍遙散　かみしょうようさん　四六
過眠　かみん　**一〇五**
疳　かん　九〇
感覚過敏　かんかくかびん　九
感覚麻痺　かんかくまひ　五二、七一
肝癇　かんかん　**四八**
癇驚　かんきょう　**四〇**
癇瘈　かんけい　**四五**、**七四**
骭厥　かんけつ　**三八**
癇厥　かんけつ　**四五**、**七四**
癇眩　かんげん　**四五**
『韓子』　かんし　**五七**、**六四**
疳疾　かんしつ　**九〇**
寒邪　かんじゃ　**三九**、**一一一**
『漢書』　かんじょ　一一六、**一二〇**
感情発病論　かんじょうはつびょうろん　**一三三**
灌水法　かんすいほう　一四
関節痛　かんせつつう　四五、四七
寒熱（病の）　かんねつ　**三一**、**四六**、**七七**
『韓非子』　かんぴし　五八、**六四**　［『韓子』も参照］
汗法　かんほう　**一一〇**
顔面蒼白　がんめんそうはく　三九、**四八**
漢蘭折衷派　かんらんせっちゅうは　**一二二**
悸　き　**二〇**、**一〇七**、**一〇八**、**一〇九**、**一一五**
気逆　きぎゃく　八二
気虚　ききょ　**八九**、**一〇九**、**一一〇**
奇経癲癇　ききょうてんかん　**六七**
桔梗湯　ききょうとう　四〇
奇形八脈　きけいはちみゃく　六八
亀甲　きこう　**四二**
気口　きこう　一一二
気少　きしょう　八九
狐憑き　きつねつき　一九、五九　［「狐妖」も参照］
気の思想　きのしそう　**一二一**、**一二三**
帰脾湯　きひとう　四四
気分証　きぶんしょう　**六九**、七一
逆狂健忘　ぎゃっきょうけんぼう　八〇
灸　きゅう　**六六**
『救急』　きゅうきゅう　四七　［『救急方』も参照］
『救急方』　きゅうきゅうほう　**四四**
救急法　きゅうきゅうほう　九八
急性胃腸炎　きゅうせいいちょうえん　一〇四
急性錯乱　きゅうせいさくらん　一九
『旧唐書』　きゅうとうしょ　六八
恐　きょう　**一〇九**

驚駭 きょうがい 二〇、四〇、一〇九
驚癇 きょうかん 二〇、三〇、四二、四八、五二、七四、七五、八〇、八五、一〇〇
狂癇 きょうかん 一〇四、一〇六
狂簡 きょうかん 一一三、一一三
驚気 きょうき 四一
驚悸 きょうき 四三、一〇八
狂気 きょうき 一二六、一三〇、一三一、一三三
驚狂 きょうきょう 三九
驚恐 きょうきょう 二〇、三九、八一、一一二
驚恐悸気 きょうきょうきき 四〇
狂疾 きょうしつ 六七
驚疾 きょうしつ 六八
驚邪 きょうじゃ 四四
驚邪狂走 きょうじゃきょうそう 三九、三九
驚瘈 きょうせい 四〇
驚喘 きょうぜん 四四
驚躁 きょうそう 四一
杏蘇散 きょうそさん 四〇
驚啼 きょうてい 四四
強迫 きょうはく 一三五
強迫行為 きょうはくこうい 一七
驚怖 きょうふ 二〇、四三
恐怖 きょうふ 一〇七、一二七
驚恚 きょうよう 四二
驚惑 きょうわく 四一
『玉機微義』 ぎょくきびぎ 四六、六六、六六、七三
『玉篇』 ぎょくへん（ごくへん） 一一五、一一七
虚証 きょしょう 八六、九九、一一二
拒絶 きょぜつ 一三四
去痰 きょたん 四〇、一一二
去痰効果 きょたんこうか 四一、四四
『金匱』 きんき 四〇 〔『金匱方論』も参照〕
『金匱玉函要略方』 きんきぎょくかんようりゃくほう 四〇
『金匱方論』 きんきほうろん 四〇、四三、四五、五二、五六、五六、一一一
『金匱要略方論』 きんきようちゃくほうろん 四〇 〔『金匱方論』も参照〕
筋弛緩 きんしかん 四四
銀屑 ぎんせつ 四三
近代精神医学 きんだいせいしんいがく 一二七、一二九、一三〇、一三三、一三九
緊張病 きんちょうびょう 一三五
筋肉が痙攣 きんにくがけいれん 一一一
『錦嚢秘録』 きんのうひろく 三三、七五、八六
『錦嚢妙薬秘録』 きんのうみょうやくひろく 三三
熊胆 くまのい 一二五
痙 けい 六五
『景岳全書』 けいがくぜんしょ 六八、八〇、八一
経穴 けいけつ 三一、八五
桂枝加桂湯 けいしかけいとう 二〇
桂枝甘草湯 けいしかんぞうとう 一一一
『経史証類備急本草』 けいししょうるいびきゅうほんぞう 三一
桂枝湯 けいしとう 四三、一一〇
桂枝人参湯 けいしにんじんとう 四四
桂枝加竜骨牡蠣湯 けいしかりゅうこつぼれいとう 四二
鶏爪風 けいそうふう 二七、四七
頸椎が軟弱無力 けいついがなんじゃくむりょく 九〇
『啓迪集』 けいてきしゅう 六六、七〇、一二二
傾軟 けいなん 八四
経絡 けいらく 四〇、六五
痙攣 けいれん 二〇、二四、二六、四二、四五、五二、七〇、八七、一〇九、一一一
痙攣発作 けいれんほっさ 五二

『外科精要』　げかせいよう　八七
下血　げけつ　**九八**、九八
『外台秘要』　げだいひよう　**二五**、二五、**二六**、二六、**三三**、**四二**、**四四**、**四七**、**四八**、**五〇**、**五二**、**五六**、**五七**
厥　けつ　**五九**
厥陰　けついん　五六、**六六**
血虚　けっきょ　五一
血厥　けっけつ　**五二**
厥症　けっしょう　五二
血尿　けつにょう　九八
血分証　けつぶんしょう　七一
解熱　げねつ　二七、三一、四〇、四六、一一二
下法　げほう　九九
下痢　げり　四二、**四八**、一一〇
健胃　けんい　四四
元気　げんき　**八二**、八五、八六、八九、一〇九、一一〇
元気虚弱　げんききょじゃく　八九
言語性精神運動幻覚　げんごせいせいしんうんどうげんかく　一〇
倦怠　けんたい　三九
幻聴　げんちょう　一〇
『原病式』　げんびょうしき　**六七**
玄武湯　げんぶとう　一一一
健忘　けんぼう　**八一**、**一〇五**、**一〇六**
眩冒　げんぼう　**五一**
弦脈　げんみゃく　八一
抗アレルギー効果　こうアレルギーこうか　四三、四四、四七、一〇〇
抗アレルギー作用　こうアレルギーさよう　四四
抗炎症　こうえんしょう　四一、四四～四七、一〇〇
『甲乙経』　こうおつきょう　**三一**
抗潰瘍効果　こうかいようこうか　四六
口渇　こうかつ　三九
『康熙字典』　こうきじてん　**一一四**、**一一五**
『孝経』　こうきょう　一一三
抗痙攣　こうけいれん　四二、四五
『広済方』　こうさいほう　**三三**、**四二**、**四四**、**四八**
考証派　こうしょうは　**一二二**
高所恐怖　こうしょきょうふ　九
抗ストレス効果　こうストレスこうか　四三
考想化書　こうそうかしょ　一一
考想化声　こうそうかせい　一〇
『黄帝内経』　こうていだいけい　二一、二二、**七六**、**一二〇**
『黄帝内経素問』　こうていだいけいそもん　**一二〇**　〔『素問』も参照〕
『黄帝内経霊枢』　こうていだいけいれいすう　二一、**一二〇**　〔『霊枢』も参照〕
『黄帝八十一難経』　こうていはちじゅういちなんぎょう　三四、六八　〔『難経』も参照〕
興奮状態　こうふんじょうたい　八〇
好忘　こうぼう　八〇
厚朴　こうぼく　**四三**
攻補兼施　こうほけんし　九九
攻補の治療　こうほのちりょう　**九九**、**一〇三**
高齢者　こうれいしゃ　**一〇四**、**一〇五**
抗老効果　こうろうこうか　四四
五運六気　ごうんろっき　六九
五癇　ごかん　**四八**、**七〇**、**七二**、**七三**、**七六**
『後漢書』　ごかんじょ　**六四**、六四
呼吸器疾患　こきゅうきしっかん　一〇〇
呼吸微弱　こきゅうびじゃく　三九
呼吸法　こきゅうほう　九八
五驚　ごきょう　**四二**、**四九**、四九
虎骨　ここつ　**四三**
心が平静　こころがへいせい　**一一五**、**一一六**
『古今医鑑』　ここんいかん　**一〇五**

『古今医統』 ここんいとう **八五**、八八、**一一五**、一一五
『古今医統大全』 ここんいとうたいぜん 八五 ［『古今医統』も参照］
『古今録経方』 ここんろくけいほう 二五 ［『古今録験』も参照］
『古今録験』 ここんろくけん **二五**、**二六**、**四二**、**五〇**、**五二**
五積散 ごしゃくさん 四〇、一〇〇
後世方派 ごせいほうは **一七**、**二〇**、**一二二**、**一二三**
五臓の癇 ごぞうのかん **四八**
誇大妄想 こだいもうそう 一〇
言葉が意味不明 ことばがいみふめい **八一**
五軟 ごなん **八五～九〇**
『古文孝経孔子伝』 こぶんこうきょうこうしでん 一一三
古方派 こほうは 三九、**七二**、**七四**、**一二二**、**一二三**、**一二五**
狐妖 こよう **五九**
羖羊角 こようかく **四三**
狐惑 こわく 五九 ［「狐妖」も参照］
昏倒 こんとう **二四**、五二、**六九**、**一〇七**、一〇八
昏迷 こんめい 五一、**六五**

【さ】

柴胡桂枝湯 さいこけいしとう 四四
柴胡清肝湯 さいこせいかんとう 四〇、四一
『崔氏纂要方』 さいしさんようほう 四三、五二 ［『崔氏方』も参照］
『崔氏方』 さいしほう **四二**、**五二**、**五七**
『済世全書』 さいせいぜんしょ **三五**
最早発痴呆 さいそうはつちほう 二〇
柴朴湯 さいぼくとう 四四
柴苓湯 さいれいとう 四四、四六
『策隠』 さくいん **五七**、**六一**、**六三**
蚱蟬 さくぜん **四三**
数脈 さくみゃく **四八**、**八一**、一一〇
錯乱 さくらん 五一、**一〇八**、**一二五～一二七**
『左氏』 さし **六一**
『左氏伝』 さしでん 三六、六一
『雑病治例』 ざつびょうちれい 六六
『雑病論』 ざつびょうろん 七〇
『左伝』 さでん 六一 ［『左氏』も参照］
『三因極一病証方論』 さんいんきょくいつびょうしょうほうろん 七二
『三因方』 さんいんぽう **七一**、**七三**
『三国志』 さんごくし 六三
産後の血の巡りの病 さんごのちのめぐりのやまい **五一**
三十年の癇 さんじゅうねんのかん **五〇**
三種の癇 さんしゅのかん **四八**
産褥精神病 さんじょくせいしんびょう 一一
山丹 さんたん **四四**、四六
三陽五会 さんようごえ **五五**、五五
『字彙』 じい 一一四
『字彙辯』 じいべん 一一四
時疫 じえき **一〇二**、**一〇五**
子癇 しかん **六五**、**六六**
『史記』 しき 五二、**五三**、**五七**、**五八**、**六〇**、六〇、六一、**六三**、六三、**六四**
『史記策隠』 しきさくいん 五八、六〇、六一、六三
『史記集解』 しきしっかい 六三
『史記正義』 しきせいぎ **六〇**、**六一**、六三
四逆散 しぎゃくさん 一〇〇
四君子湯 しくんしとう 四三
尸蹷 しけつ **五三**、**五五～五七**
思考障害 しこうしょうがい 八〇
子腫 ししゅ **六六** ［「子癇」も参照］

四肢冷感　ししれいかん　三九
自責　じせき　一七
自然治癒　しぜんちゆ　一一一、**一二六**、**一三四**
疾患分類学　しっかんぶんるいがく　**一三五**
失志　しっし　**三四**、**八二**、**一〇五**、**一〇六**
失神　しっしん　**一一五**
失心風　しっしんふう　八三、一〇六〔「失志」も参照〕
『実用的見地における人間学』　じつようてきけんちにおけるにんげんがく　**一三一**
しびれ　しびれ　四五
子冒　しぼう　**六五**〔「子癇」も参照〕
蛇癇　じゃかん　**四五**
社交恐怖　しゃこうきょうふ　九
沙参　しゃじん　**四一**
沙参麦門冬湯　しゃじんばくもんどうとう　四一
蛇蛻　じゃぜい　**四二**、**四五**
儒医一本思想　じゅいいっぽんしそう　**一二二**、**一二三**、**一二五**
重陰　じゅういん　**六七**、六九
十全大補湯　じゅうぜんたいほとう　四一、四四
柔軟法　じゅうなんほう　九八
十二癇　じゅうにかん　**四九**、四九
重陽　じゅうよう　**六七**、六九
儒学　じゅがく　**一二〇**、**一二三**〜**一二五**
熟睡　じゅくすい　**一〇**、**一〇五**
朱子学　しゅしがく　**一一九**、**一二〇**、**一二二**〜**一二四**
朱子学批判　しゅしがくひはん　**一二四**
『寿世保元』　じゅせいほげん　**三五**、**四七**
腫瘍　しゅよう　四七、九六
順気の思想　じゅんきのしそう　**一二五**
『春秋』　しゅんじゅう　六一
『春秋公羊伝』　しゅんじゅうくようでん　六一
『春秋穀梁伝』　しゅんじゅうこくりょうでん　六一
『春秋左氏』　しゅんじゅうさし　六一〔『左氏』も参照〕
『春秋左氏伝』　しゅんじゅうさしでん　六一〔『左氏』も参照〕
証　しょう　**一〇八**
忪　しょう　**一一六**
少陰　しょういん　五五、**五六**
少陰経　しょういんけい　**六六**
傷寒　しょうかん　三九、**一一一**、一一一
『傷寒雑病論』　しょうかんざつびょうろん　三四、四〇
『傷寒直格』　しょうかんちょっかく　六九
『傷寒治例』　しょうかんちれい　六六
『傷寒百証歌』　しょうかんひゃくしょうか　五一
『傷寒微論』　しょうかんびろん　五一
『傷寒明理論』　しょうかんめいりろん　一〇九、一一〇
『傷寒論』　しょうかんろん　**三九**、**五二**、**五六**、八三、一〇九、**一一〇**、一一〇〜一一二、**一二二**、**一二四**
忪悸　しょうき　一〇六、**一〇八**
衝気上逆　しょうきじょうぎゃく　八二
症候学　しょうこうがく　二五、一三一、一三二
小柴胡湯　しょうさいことう　四四、一一二
『尚書』　しょうしょ　一一三
小承気湯　しょうじょうきとう　一〇〇
『証治準縄』　しょうちじゅんじょう　**一六**、一六、**三三**、**四七**、**六七**、**六八**、**七四**、**八六**、**一〇九**
『証治要訣』　しょうちようけつ　**四七**、**五一**、八八、一〇四、**一〇五**、一〇六、**一〇八**
『証治要略』　しょうちようりゃく　**一〇五**
情緒不安定　じょうちょふあんてい　四五
『証治類方』　しょうちるいほう　八八、一〇四、一〇六
小児科の専門臨床医学書　しょうにかのせんもんりんしょういがくしょ　七一

小児精神病　しょうにせいしんびょう　二〇
『小児薬証直訣』　しょうにやくしょうちょっけつ
　七一、七二、八七
傷風寒　しょうふうかん　**一〇二、一〇五**
消風散　しょうふうさん　四五、四七
少陽経　しょうようけい　**六六**
『証類本草』　しょうるいほんぞう　三一、四七、五一
食癇　しょくかん　**四六、四八、七六**
食欲がない　しょくよくがない　九〇、九一、
　一一一、一一四
『諸病源候総論』　しょびょうげんこうそうろん
　二五［『病源候論』も参照］
『諸病源候論』　しょびょうげんこうろん　二五、
　三二、三三、**四二**［『病源候論』も参照］
子淋　しりん　**六六**［「子癇」も参照］
辛夷清肺湯　しんいせいはいとう　二七
心癇　しんかん　**四八、五〇**
腎癇　じんかん　**四八、五〇**
心気　しんき　**一四、一〇四〜一〇六**
心悸　しんき　一〇六、**一一一**
心気（現代精神学の）　しんき　一〇四
心悸亢進　しんきこうしん　一〇七、一〇八
心気妄想　しんきもうそう　**一三四**
鍼灸　しんきゅう　四九、**一二一、一二五**
鍼灸治療　しんきゅうちりょう　七七
鍼灸法　しんきゅうほう　三一
神経症　しんけいしょう　四二、一三〇、**一三二**
神経症（ニューローシス）　しんけいしょう
　ニューローシス　**一二九**
神経心理学　しんけいしんりがく　**一三五**
神経性食思不振症　しんけいせいしょくしふしん
　しょう　九一
神経痛　しんけいつう　三〇、四五、一一二
神経疲労　しんけいひろう　九一
心血　しんけつ　**一〇八**
人事不省　じんじふせい　**一二、二六、五九、六五、**
　七八、一一三
『深師方』　しんしほう　**四二**
『新修本草』　しんしゅうほんぞう　三一
『新序』　しんじょ　六一
心忪　しんしょう　**二〇**、一〇六、**一〇八、一〇九**
神色　しんしょく　**八六**、九八
藎草　じんそう　**四三**
心忡　しんちゅう　**一〇八**
心忡脈乱　しんちゅうみゃくらん　**一〇八**
心跳　しんちょう　**一〇九**
人尿　じんにょう　**五〇**
『神農本草』　しんのうほんぞう　三一、**三九、**
　四〇、四二、四四、四五、七六
『神農本草経』　しんのうほんぞうきょう　三〇、
　三一、三四［『神農本草』も参照］
『神農本草経集注』　しんのうほんぞうきょうしゅ
　うちゅう　三一
神秘湯　しんぴとう　四四
心風　しんぷう　**三五、一〇五、一〇六**
真武湯　しんぶとう　**一一一**、一一一
参附湯　じんぷとう　三九
『針方』　しんぽう　四九
『診脈家宝』　しんみゃくかほう　七〇
『人倫訓蒙図彙』　じんりんきんもうずい　九九
水飲　すいいん　**一一〇**
髄膜炎　ずいまくえん　四七
怔営　せいえい　**一一六**
『説苑』　ぜいえん　**六一**
清肝降逆　せいかんりゅうぎゃく　二〇
正気　せいき　**一一〇**
『正義』　せいぎ　**六一**［『史記正義』も参照］
整骨法　せいこつほう　九八
『正字通』　せいじつう　**一一四、一一五**、一一五

怔忪　せいしょう　一一五
精神障害　せいしんしょうがい　九二、一二六、一二八、一三三
精神障害者　せいしんしょうがいしゃ　一二八、一二九、一三六
精神症候学　せいしんしょうこうがく　一三〇、一三六
精神状態　せいしんじょうたい　九八
精神遅滞　せいしんちたい　八〇、一三一
精神病　せいしんびょう　一四、一九、四二、八〇～八二、一二八、一三〇、一三二、一三三、一三五、一三六
整体法　せいたいほう　九八
清胆和胃　せいたんわい　一〇〇
怔忡　せいちゅう　二〇、一〇五～一〇七、一〇九
清肺湯　せいはいとう　一〇〇
生物学的病因モデル　せいぶつがくてきびょういんモデル　一三三
『赤水玄珠』　せきすいげんじゅ　三五、三五、六八、七四、七四、七六
『赤水玄珠全集』　せきすいげんじゅぜんしゅう　三五
石膏　せっこう　四四
『薛氏医案』　せっしいあん　八七
摂食症　せっしょくしょう　九一、一三四
舌本　ぜっぽん　八九［「風府」も参照］
『説文』　せつもん　一一五
『説文解字』　せつもんかいじ　一一四、一一六、一一七
蟬花　せんか　四二
『前漢書』　ぜんかんじょ　一一三
善驚　ぜんきょう　四一
『千金』　せんきん　二六［『千金方』も参照］
『千金方』　せんきんほう　二五～二七、三三、三四、三七、四二、四四、四六、四八、五〇、五七、六六、七三
『千金要方』　せんきんようほう　四三、四八
『千金翼方』　せんきんよくほう　三一、四八
『銭氏小児直訣』　せんししょうにちょっけつ　七〇
『銭氏小児薬証直訣』　せんししょうにやくしょうちょっけつ　七一［『銭氏小児直訣』も参照］
蚺蛇膽　ぜんじゃたん　四九
旋服花　せんぷくか　四三
善忘　ぜんぼう　八〇
躁うつ病　そううつびょう　一三三、一三五
『巣氏病源』　そうしびょうげん　二五［『病源候論』も参照］
『僧深集方』　そうしんしゅうほう　四三［『深師方』も参照］
『僧深薬方』　そうしんやくほう　四三［『深師方』も参照］
慒憕　そうちょう　一一五
早発痴呆　そうはつちほう　八〇、八三、一三五
『臓腑標本寒熱虚実用薬式』　ぞうふひょうほんかんねつきょじつようやくしき　六七
瘡瘍　そうよう　九六、九六、九七
蘇生術　そせいじゅつ　九八
疏調三焦　そちょうさんしょう　一〇〇
『素問』　そもん　二一、二二、二四、二九～三一、三二、三四、三八～四〇、四〇、四一、四三、四五、五一、五五、六七、六八、六九、七四～七六、七六、一〇八、一一〇、一二〇、一二二、一二四～一二六
『素問佚編』　そもんいつへん　四〇［『素問遺編』も参照］
『素問遺編』　そもんいへん　四〇、四三、五六、一二一
『素問玄機原病式』　そもんげんきげんびょうしき　六九
『素問病機蠶保命集』　そもんびょうきせんほめいしゅう　六九

『素問亡編』 そもんぼうへん　四〇［『素問遺編』も参照］
『素霊』 それい　**七六、七七**
『孫氏医書三種』 そんしいしょさんしゅ　三五

【た】

体液（四つの） たいえき　**一二六**
『大学』 だいがく　**一二四、一三四**
『大学叢』 だいがくそう　**一二四**
胎癇 たいかん　**四七**
大驚 たいきょう　**四三**
胎怯 たいきょう　**八五、八八**
『内経』 だいけい　四七、六七、六九、**七三、七四**、八〇、八三、八五、一〇九
『内経知要』 だいけいちよう　八三
『大広益会玉篇』 だいこうえきかいぎょくへん　一一七
大柴胡湯 だいさいことう　一〇〇
胎弱 たいじゃく　八四［「胎怯」も参照］
対人恐怖 たいじんきょうふ　九
大棗 たいそう　**四三**
胎痩 たいそう　八四［「胎怯」も参照］
体痛嘔逆 たいつうおうぎゃく　一一一
体軟 たいなん　**八四、八五**
大脳局在論 だいのうきょくざいろん　**一三五**
大便溏泄 だいべんとうせつ　九一
『大明』 だいめい　**二七、三三、四四**
『大明本草』 だいめいほんぞう　二七［『大明』も参照］
太陽経 たいようけい　**六五、六六**
太陽傷寒 たいようしょうかん　一一一
太陽中風 たいようちゅうふう　一一二
太陽病 たいようびょう　**一一一**、一一二
太陽膀胱経 たいようぼうこうけい　六五、六六
多忘 たぼう　八〇［「健忘」も参照］
多量発汗 たりょうはっかん　三九
痰 たん　**一五**、一五、**一六、一九、三五、六九、八一、一〇五**
単一精神病論 たんいつせいしんびょうろん　**一三三**
痰飲 たんいん　一一〇［「水飲」も参照］
癱癇 たんかん　**四五**
短気 たんき　**一〇二**
短期精神病性障害 たんきせいしんびょうせいしょうがい　一九
胆経 たんけい　**一〇五**
『丹溪纂要』 たんけいさんよう　**六七**
『丹溪心法』 たんけいしんぽう　二七、六九
『丹溪心法附余』 たんけいしんぽうふよ　**二七、六九**、七一
『丹溪先生医書纂要』 たんけいせんせいいしょさんよう　六八［『丹溪纂要』も参照］
胆涎 たんぜん　**一〇五、一〇六**
痰熱 たんねつ　一〇〇
痔 ぢ　**九八**
癡騃 ちがい　**八〇〜八二**
知覚変容 ちかくへんよう　九
竹茹温胆湯 ちくじょうんたんとう　一〇〇
搐搦 ちくでき　**七八**
治験例 ちけんれい　三五
知的障害 ちてきしょうがい　八〇、**八四、八五**
遅発緊張病 ちはつきんちょうびょう　八〇
遅発統合失調症 ちはつとうごうしっちょうしょう　八〇
チフス チフス　三九
癡呆 ちほう　**八二**
痴呆 ちほう　八〇
忡 ちゅう　**一一五、一一六**
『注解傷寒論』 ちゅうかいしょうかんろん　一〇九

『肘後備急方』　ちゅうごびきゅうほう　二六、五〇
［『肘後方』も参照］
『肘後方』　ちゅうごほう　**二六**、三二、**三三**、**五〇**、**五七**
中枢神経抑制・興奮　ちゅうすうしんけいよくせいこうふん　四四
中枢抑制　ちゅうすうよくせい　四三、四四、一〇〇
忡忡　ちゅうちゅう　**一一六**
中風　ちゅうふう　五二、七一、一一一、一一二
『中庸』　ちゅうよう　**一二四**
癥　ちょう　一二、**一五**、**九二**、九二、**一〇四**、**一一〇**
腸癇　ちょうかん　**四九**、**五〇**
腸チフス　ちょうチフス　四七
釣藤　ちょうとう　**四二**、**四九**
釣藤散　ちょうとうさん　四三、四七
猪圏風　ちょけんふう　**四七**
鎮痙　ちんけい　四七
鎮静　ちんせい　四一〜四三、四六、一〇〇
鎮静効果　ちんせいこうか　四五
鎮痛　ちんつう　二七、四一、四三
鎮痛作用　ちんつうさよう　四五
追跡妄想　ついせきもうそう　一〇
DSM　ディーエスエム　**一三六**
停飲　ていいん　**一〇九**、**一一〇**
停水　ていすい　一〇九［「停飲」も参照］
鉄精　てっせい　**四三**
手厥陰経脈　てのけついんのけいみゃく　七三
手少陰心経　てのしょういんしんけい　七二
手少陰経脈　てのしょういんのけいみゃく　七二
手太陰経脈　てのたいいんのけいみゃく　七三
手太陰肺経　てのたいいんのはいけい　七三
手太陽経脈　てのたいようのけいみゃく　七四
デマンス　デマンス　一三〇〜一三二
癲　てん　二一、二二、**二四**〜**二七**、**五九**、**六七**、**六八**
てんかん　てんかん　九、四二、四七、**一二七**
てんかんの脱力発作　てんかんのだつりょくほっさ　八九
癲狂　てんきょう　**六七**、**七四**、**七五**、一〇六、**一三六**
癲狂者　てんきょうしゃ　**七四**
癲疾　てんしつ　三〇、**三一**、四二、**六七**
伝染病　でんせんびょう　一〇四
天鼠屎　てんそし　**四三**
天柱骨倒　てんちゅうこっとう　**九〇**
天柱倒　てんちゅうとう　九〇［「天柱骨倒」も参照］
癲病　てんびょう　**七四**、八三［「失志」も参照］
ドイツ精神医学　ドイツせいしんいがく　**一三五**
憕　とう　**一一五**、**一一六**
蕃椒　とうがらし　**一二五**
盗汗　とうかん　四二
動悸　どうき　**九**、**一七**、**二〇**、**二二**、**二七**、四〇、四二、四五、四六、一〇六〜一〇九、**一一〇**、**一一一**、**一一五**
頭傾　とうけい　九〇［「天柱骨倒」も参照］
『東軒筆録』　とうけんひつろく　**三五**
統合失調症　とうごうしっちょうしょう　九、一〇、一七
『童子問』　どうじもん　**一二四**
憕忡　とうちゅう　**一〇八**
督脈　とくみゃく　**六七**
吐下　とげ　**一一〇**
吐血　とけつ　一〇〇
吐膿　とのう　**四三**
吐膿血　とのうけつ　四六［「吐膿」も参照］

【な】

『内外傷辨惑論』　ないがいべんわくろん　六七
内虚　ないきょ　**一一〇**
内傷学説　ないしょうがくせつ　六七
内動　ないどう　**一〇九**

ナルコレプシー　ナルコレプシー　八九
『難経』　なんぎょう　二〇、三四、四七、**六七**、六八、六九、一〇九
『難経集注』　なんぎょうしゅうちゅう　六八
『南史』　なんし　一一四
軟証　なんしょう　**八四**
軟瘡　なんそう　**九六**
軟癱　なんたん　八五［「五軟」も参照］
二十五癇　にじゅうごかん　**五〇**
『日華子諸家本草』　にっかししょかほんぞう　二七［『大明』も参照］
乳汁不足　にゅうじゅうぶそく　四七
女神散　にょしんさん　四一
妊癇　にんかん　**一一、六六**
人参　にんじん　**四三**
認知症　にんちしょう　**八〇**、八〇、八三、**一三一**
熱証　ねっしょう　**一〇二**
熱情論　ねつじょうろん　**一三三**
熱病　ねつびょう　**二九**、三九、**六七**、一〇二、**一〇四**
脳　のう　一四、**二六**、六六、六八、八二、**一二六**、**一三〇**、**一三二**、**一三三**、**一三五**、**一三七**
脳科学　のうかがく　**一三七**
脳卒中　のうそっちゅう　三一
膿汁　のうじゅう　**九六、九七**
脳髄　のうずい　八九
脳性小児麻痺　のうせいしょうにまひ　八四
脳の組織病理学　のうのそしきびょうりがく　**一三五**

【は】

肺癇　はいかん　**四八、五〇**
排便　はいべん　九八、**一〇一～一〇三**
破瓜病　はかびょう　八一、**一三五**
栢実　はくじつ　**四三**
白頭翁湯　はくとうおうとう　三〇
白馬懸蹄　はくばけんてい　**四四**
瀑布泉療法　ばくふせんりょうほう　一四、**一一九**、**一二五**
蘗木　はくぼく　**四一**
麻疹　はしか　一〇五
八癇　はちかん　**四九**
『八十一難』　はちじゅういちなん　**三四、六七**［『難経』も参照］
八味地黄丸　はちみじおうがん　四六
発汗　はっかん　九一、**一一〇**、**一一一**、一一二
発鶏風　はっけいふう　**四六**
発猪癇疾　はっちょかんしつ　**四六**
発熱　はつねつ　四六、八六、**一一一**、一一一、**一二六**
発熱汗出　はつねつかんしゅつ　一一二
パニック症　パニックしょう　九
パラノイア　パラノイア　**一三一、一三五**
『范王方』　はんおうほう　二六、**四二**［『范東陽方』も参照］
『万痾必愈』　ばんかひつゆ　**二七**
半夏厚朴湯　はんげこうぼくとう　四四、四六
半身不随　はんしんふずい　五二
『范東陽雑薬方』　はんとうようざつやくほう　二六、四三［『范東陽方』も参照］
『范東陽方』　はんとうようほう　二六、四三
痱　ひ　**五三、六九、一〇六**
悲哀に満ちた気分変調　ひあいにみちたきぶんへんちょう　八一
『脾胃論』　ひいろん　六七
冷え性　ひえしょう　一一二
被害妄想　ひがいもうそう　一〇
脾癇　ひかん　**四八**
脾気　ひき　**一〇〇**
ひきつけ　ひきつけ　**一七**、一七、**二六**、**二九**、**四二**、**五二**

『備急千金要法』　びきゅうせんきんようほう　二五　[『千金方』も参照]
『備急方』　びきゅうほう　**五〇**　[『肘後方』も参照]
芘胡湯　ひことう　**一一一**
痹症　ひしょう　五二
ヒステリー性無食欲症　ヒステリーせいむしょくよくしょう　**一三四**
『秘伝証治要訣』　ひでんしょうちようけつ　四七
脾足太陰脈　ひのあしのたいいんのみゃく　七二
蘼蕪　びぶ　**四一**
『秘方集験』　ひほうしゅうけん　**三三、三七**
百会　ひゃくえ　五五
百癇　ひゃくかん　**五〇**
百合　ひゃくごう　**三三、四三**
白虎加人参湯　びゃっこかにんじんとう　四七
憑依妄想　ひょういもうそう　一九
病因論　びょういんろん　一四
『病機沙篆』　びょうきさてん　**八二**
『病源候論』　びょうげんこうろん　**二五、四四、四六、四八、五六、六五、六八**
『馮氏錦嚢秘録』　ひょうしきんのうひろく　三三、七五　[『錦嚢秘録』も参照]
表証　ひょうしょう　一〇八
表熱の証　ひょうねつのあかし　一一〇
広場恐怖　ひろばきょうふ　九、**一三五**
頻脈　ひんみゃく　**四八**
不安　ふあん　**一四**、一四、**三八**、**三九**、四二、**四四**、**一〇四**、**一〇七**、一〇八、**一〇九**、一〇九、**一一五**
不安症　ふあんしょう　九
不安鎮静　ふあんちんせい　四三
風引　ふういん　**五二**
風引湯　ふういんとう　**四五、五二**
風癇　ふうかん　**四六、四八、七四、七五**
風寒湿邪　ふうかんしつじゃ　五二
『馮氏錦嚢』　ふうしきんのう　三三、七五　[『錦嚢秘録』も参照]
風邪　ふうじゃ　**三二、三四、五二、六五、六六、七三、一〇二**
『風俗通義』　ふうぞくつうぎ　一一七
風府　ふうふ　**八九**
伏神　ぶくしん　**四三**
腹中のしこり　ふくちゅうのしこり　一二、**一三**、**一四**、一四
腹痛　ふくつう　三一、四六、**七一**、**九二**
腹鳴　ふくめい　**三八**
伏苓　ぶくりょう　**四四**、四五、四六
茯苓桂枝甘草大棗湯　ぶくりょうけいしかんぞうたいそうとう　二〇
不潔恐怖　ふけつきょうふ　一一七
浮数　ふさく　**一一〇**
『傅子』　ふし　六〇
プシコーゼ　プシコーゼ　**一三六**
不食　ふしょく　**九一、九二、一三四**
不食症　ふしょくしょう　**九八**
不大便　ふだいべん　**一〇一**
不得臥　ふとくが　一〇四　[「不寐」も参照]
不得眠　ふとくみん　一〇四　[「不寐」も参照]
不寐　ふび　**一〇四〜一〇六**
浮脈　ふみゃく　**三九、一一〇**
不眠　ふみん　四二、四五、一〇四
フレニティス　フレニティス　**一二六**
別甲煎丸　べっこうせんがん　三〇
変質概念　へんしつがいねん　**一三三**
暴癇　ぼうかん　**四六**
防葵　ぼうき　**四四**
暴驚　ぼうきょう　**四一**
『方言』　ほうげん　**一一五**、一一七
『法言』　ほうげん　一一六
冒眩　ぼうげん　五一　[「眩冒」も参照]

膨脝 ぼうこう **一〇二**
膀胱熱結 ぼうこうねっけつ 三九
呆病 ほうびょう 八〇、八三
防風通聖散 ぼうふうつうしょうさん 四一、四七
亡陽 ぼうよう **三九**
蓬虆 ほうるい **四三**
『北夢瑣言』 ほくぼうさげん 三六、**三六**
補瀉の技法 ほしゃのぎほう **七七**
補法 ほほう 九九
補陽還五湯 ほようかんごとう 三二
牡蠣 ぼれい **四二**
『本経』 ほんきょう 三〇〔『神農本草』も参照〕
『本事方』 ほんじほう **五一**
『本草経』 ほんぞうきょう 三〇〔『神農本草』も参照〕
『本草綱目』 ほんぞうこうもく **二七**、三一、**三三**、**四一**、**四三**、**四四**、**四九**、**五〇**、五〇
『本草拾遺』 ほんぞうしゅうい 五一
奔豚 ほんとん **二〇**、**四三**
魔女狩り まじょがり **一二八**

【ま】

マタニティ・ブルーズ マタニティブルーズ 一一
マニア マニア **一二七**、**一三〇**
マニー マニー **一三〇～一三三**
麻痺 まひ 四五、**五六**、**八四**、**八六**、**八八**、**八九**
慢性胃腸病（小児の） まんせいいちょうびょう 九〇
『万病回春』 まんびょうかいしゅん **一〇五**
『万病治準』 まんびょうちじゅん **一二九**
脈緩 みゃくかん 一一二
『脈経』 みゃくけい 四九
『脈訣賦』 みゃくけつふ 四九
脈口 みゃくこう 一一二
『脈薬証治』 みゃくやくしょうち 七一
『明医会要』 みんいかいほう 七〇
『明医雑著』 みんいざっちょ 八七
『明医選要済世奇方』 みんいせんようさいせいきほう 二七
『明堂人形図』 みんどうにんぎょうず 四九
無月経 むげっけい 四七、**一三四**
むなさわぎ むなさわぎ 一〇八
『名医別録』 めいいべつろく 三一、**三四**、**四一**～**四四**、四五、**四六**、**四九**、四九、**五〇**
『名医類案』 めいいるいあん **三五**、**三六**
『明皇開元広済方』 めいこうかいげんこうさいほう 三三〔『広済方』も参照〕
『明堂孔穴鍼灸治要』 めいどうこうけつしんきゅうちよう 三一
『明理論』 めいりろん **一一〇**〔『傷寒明理論』も参照〕
めまい めまい **九**、四二、**五七**、**七一**、**八六**
めまい（失血や産褥による） めまい 五一
メランコリア メランコリア **一二七**、**一三〇**
メランコリー メランコリー **一三〇**、**一三二**
免疫増強効果 めんえきぞうきょうこうか 四六
面瘡 めんそう **九六**
『孟子』 もうし **一一四**、**一二四**
妄想症 もうそうしょう 八三

【や】

薬剤と治療法 やくざいとちりょうほう 三五
『薬性準縄』 やくせいじゅんじょう 七〇
薬草学 やくそうがく 二五、二七、三〇、**一一九**、**一二一**
薬物療法 やくぶつりょうほう **一二八**
『薬方』 やくほう 七〇
薬法 やくほう 九八

痩せ衰える　やせおとろえる　**八九**
憂　ゆう　**一一六**
『輶軒使者絶代語釈別国方言』　ゆうけんししゃぜつだいごしゃくべっこくほうげん　一一七
［『方言』も参照］
兪気　ゆき　**四〇**
陽維　ようい　**六七**
陽癇　ようかん　**四六**
陽気　ようき　**三〇**、三九、**五六**、五六、**八七**、一〇二、**一〇九**
陽蹻　ようきゃく　**六六**
陽蹻癇　ようきゃくかん　**六六**
羊歯　ようし　**五〇**
腰膝痿軟　ようしつさんなん　八五
羊児風　ようじふう　**四七**
養生論　ようじょうろん　**一二一**
幼年痴呆　ようねんちほう　二〇
陽脈　ようみゃく　六八
陽明経　ようめいけい　**六六**
『揚雄倉頡訓纂篇』　ようゆうそうけつくんさんへん　一一六
抑うつ　よくうつ　八一
抑うつ的　よくうつてき　**八一**
抑肝散　よくかんさん　四一、四三、四六
涎　よだれ　**一二**、**一六**、**一七**、**二四**〜**二六**、**四七**、**四八**、**七七**

【ら】

『礼記』　らいき　一一三、**一二四**
『落年方』　らくねんほう　七〇
『蘭室秘蔵』　らんしつひぞう　**六六**
リウマチ　リウマチ　四五、四七
理気化痰　りきかたん　一〇〇
李朱医学　りしゅいがく　六七、**一二〇**、**一二二**、**一三四**
裏証　りしょう　一〇八
離人感　りじんかん　一九
六君子湯　りっくんしとう　四六
利尿　りにょう　四〇、四六
流行性脳脊髄炎　りゅうこうせいのうせきずいえん　四七
龍歯　りゅうし　**四二**、**四九**
鯪鯉甲　りょうりこう　**四四**
臨床経験　りんしょうけいけん　一六、四〇、四七、五一、六九、八〇、八三、一〇五
『類経』　るいきょう　八〇
『類経図翼』　るいきょうずよく　八〇
『類経附翼』　るいきょうふよく　八〇
『類証普済本事方』　るいしょうふさいほんじほう　五一
『類証本草』　るいしょうほんぞう　二七
冷癇　れいかん　**五一**
『霊枢』　れいすう　**二一**〜**二四**、**二八**、**二九**、**三一**、**三八**、**三九**、**四一**、**四四**、**四五**、**七四**、**七五**、七六、**一一四**、**一二〇**、**一二一**、**一二四**〜**一二六**
『霊枢五味篇』　れいすうごみへん　七四
レタルグス　レタルグス　**一二六**
『列女伝』　れつじょでん　六一
六蓄の癇　ろくちくのかん　**四八**
『論語』　ろんご　**一一三**、一一三、**一一五**、**一二四**
『論語義疏』　ろんごぎそ　一一三、一一四

【わ】

『和刻漢籍医書集成』　わこくかんせきいしょしゅうせい　一〇四
『和玉篇』　わごくへん（わぎょくへん）　一一七

人名索引

【あ】
伊藤仁斎　いとうじんさい　一一九、一二三、一二五、一三四
伊藤長堅　いとうながかた　一一九
ウェストファル　ウェストファル　一三五、一三六
ウェルニッケ　ウェルニッケ　一九
エスキロール　エスキロール　一四、一三〇、一三三
閻孝忠　えんこうちゅう　七〇、七一
王維　おうい　八七
王介　おうかい　三五
王驩　おうかん　一一四
皇侃　おうがん　一一四
王肯堂　おうこうどう　一六、一六、三六、六七、六八、七五、七六、八三、八九、一〇五、一〇九
王叔和　おうしゅくか　四〇
應劭　おうしょう　一一七
王冰　おうひょう　一二〇
王夢蘭　おうむらん　三三、三七
大塚敬節　おおつかけいせつ　二
大槻玄沢　おおつきげんたく　一二六

【か】
カールバウム　カールバウム　一三五
賀岳　ががく　六七［「汝瞻」も参照］
香川南洋　かがわなんよう　一一八
郭玉　かくぎょく　六四
郭公　かくこう　六〇
虢公醜　かくこうしゅう　六〇
虢叔　かくしゅく　五三
虢仲　かくちゅう　五三
郭璞　かくはく　一一七
葛洪　かっこう　二六、五〇
何佟之　かとうし　一〇
角屋明彦　かどやあきひこ　五五
門脇真枝　かどわきまさえ　一九
ガリレオ　ガリレオ　一二八
ガル　ガル　一三四
ガレノス　ガレノス　一二六
カレン　カレン　一二九、一三〇
韓哀侯　かんあいこう　五七
桓公　かんこう　六一～六四
カント　カント　一三一
韓非　かんぴ　五八
韓非子　かんぴし　五八［「韓非」も参照］
魏泰　ぎたい　三五、三五
岐伯　ぎはく　一二一
魏武侯　ぎぶこう　五七
龔信　きょうしん　一〇五
龔廷賢　きょうていけん　三五、一〇五
許叔微　きょしゅくび　五一、五一
許慎　きょしん　一一六、一一七
虞摶　ぐたん　六九
グリージンガー　グリージンガー　一三三、一三五、一三六
呉秀三　くれしゅうぞう　一三六
クレペリン　クレペリン　八〇、一三五、一三六
恵王　けいおう　六四
倪元鎮　げいげんじん　一〇
景公　けいこう　五七
頃公　けいこう　五七、六一、六二、六二
景帝　けいてい　一一三
潔古　けっこ　六六

ケプラー　ケプラー　**一二八**
甄権　けんけん　**四九**
献公　けんこう　五三、**六〇**、六〇
玄宗　げんそう　三三
甄立言　けんりつげん　二五
皇甫謐　こうほひつ　三一
孔安国　こうあんこく　**一一三**
江応宿　こうおうしゅく　三五
江瓘　こうかん　三五
高季興　こうきこう　三六
康熙帝　こうきてい　一一四
考公　こうこう　六二
康公　こうこう　六三
孔子　こうし　一一三、**一一四**、**一一五**
公孫支　こうそんし　五九
黄帝　こうてい　**一二一**
高保衡　こうほこう　**一二一**
呉琯　ごかん　八七
後藤艮山　ごとうこんざん　一二、**一二三**、**一二五**、**一三四**
顧野王　こやおう　一一七

【さ】

蔡叔度　さいしゅくど　六四
崔知悌　さいちてい　四三、五二
榊俶　さかきはじめ　**一三六**
子豹　ししゃく　**五五**
司馬遷　しばせん　五二、**六二**、**六三**
司馬貞　しばてい　五八、六〇、**六一**
島田充房　しまだみつふさ　**一一八**
朱熹　しゅき　一一九、**一二四**
朱震亨　しゅしんこう　**一六**、二七、六七、六八、**六九**、八八、**一〇〇**、一〇六
朱丹溪　しゅたんけい　二七、四七、六六、六九、七一、一〇六
子輿　しよ　**五八**
子陽　しよう　**五五**
昭公　しょうこう　**五七**、**六一**、**六二**、六二
徐嗣伯　じょしはく　**六八**
徐春甫　じょしゅんほ　八五、**一一四**、一一六
汝瞻　じょせん　七〇
徐用誠　じょようせい　四七、六六
ジョルジェ　ジョルジェ　一四、**一三三**
秦越人　しんえつじん　五二、**五三**、**六一**、**六二**、**六七**、六八　[「扁鵲」も参照]
沈応暘　しんおうよう　**二七**
秦昌遇　しんしょうぐう　八三
崇彝　すうい　**三六**
斉王　せいおう　五七
静公　せいこう　**六一**、六二
成無己　せいむき　**一〇九**、一一〇
薛鎧　せつがい　八七
薛己　せっき　七一、八七
銭乙　せんいつ　**七〇**、七一、七二、八七
全元起　ぜんげんき　**一二〇**
宣侯　せんこう　六四
全善　ぜんぜん　五〇　[「楼英」も参照]
巣元方　そうげんぽう　二五、三二
倉公　そうこう　五二
巣氏　そうし　**三二**　[「巣元方」も参照]
曽世栄　そうせいえい　八八
孫一奎　そんいっけい　三五、七〇、**七四**
孫強　そんきょう　一一七
孫光憲　そんこうけん　**三六**
孫支　そんし　**五八**
孫思邈　そんしばく　二五、四八

【た】
太公望　たいこうぼう　五三
戴思恭　たいしきょう　四七、八八、一〇四、一〇五
戴復庵　たいふくあん　一〇四
大明　だいめい　二七
田代三喜　たしろさんき　**一二二**
仲景　ちゅうけい　**五二、五六**［「張仲景」も参照］
中行寅　ちゅうこういん　五八
張介賓　ちょうかいひん　**六八、八一**
趙簡子　ちょうかんし　**五七**、五七、**五八**、五八、**五九、六一、六二、六四**
張機　ちょうき　三四、**一二二**［「張仲景」も参照］
張玉書　ちょうぎょくしょ　一一四
張景岳　ちょうけいがく　八一、八二
趙敬侯　ちょうけいこう　五七
張元素　ちょうげんそ　六六、六七
張三錫　ちょうさんしゃく　**三六**、三六
張守節　ちょうしゅせつ　六〇
張自烈　ちょうじれつ　一一四
張遂辰　ちょうすいしん　三三
張仲景　ちょうちゅうけい　三四、三九、四〇、**五二、五六**、一〇九、**一二二**
陳言　ちんげん　**七一、七二**、七二、**七三**
陳自明　ちんじめい　八七
陳蔵器　ちんぞうき　**五一**
陳廷敬　ちんていけい　一一四
陳彭年　ちんほうねん　一一七
坪井信道　つぼいのぶみち　**一二九**
定公　ていこう　五七、**六一、六二**
デカルト　デカルト　**一二八**
田和　でんか　五三、**六三**
田白　でんはく　六三
唐慎微　とうしんび　三一
董安于　とうあんう　**五七**
陶弘景　とうこうけい　三一
唐叔虞　とうしゅくが　五七
徳川家康　とくがわいえやす　**一二〇**
徳川綱吉　とくがわつなよし　**一二〇**
ド・サンクティス　ドサンクティス　二〇
ニュートン　ニュートン　**一二八**
ノイマン　ノイマン　**一三三**

【は】
ハーヴェイ　ハーヴェイ　**一二八**
裴駰　はいいん　**六三**
裴松之　はいしょうし　六三
ハイデガー　ハイデガー　一〇
梅膺祚　ばいようそ　一一四
林羅山　はやしらざん　**一二〇**
パラケルスス　パラケルスス　**一二八**
范汪　はんおう　**二六**、四三、**五二**［「笵東洋」も参照］
范吉射　はんきっしゃ　五八
班固　はんこ　**一二〇**
笵東洋　はんとうよう　二六［「范汪」も参照］
范曄　はんよう　六四
ピネル　ピネル　一四、**一三〇〜一三三**
ヒポクラテス　ヒポクラテス　九、**一二六、一二八**
ピュサン　ピュサン　**一三〇**
ファルレ・ペール　ファルレペール　**一三二、一三五**
ファン・スウィーテン　ファンスウィーテン　**一二九**
馮兆張　ふうちょうちょう　三三、七五
ブールハーヴェ　ブールハーヴェ　**一二八、一二九、一三一**
武王　ぶおう　六四
フォン・ツエーラー　フォンツェーラー　**一三三**
フォン・フォイヒテルスレーベン　フォン

フォイヒテルスレーベン　**一三二**
傅玄　ふげん　**六〇**、**六三**
武公　ぶこう　六〇
藤井見隆　ふじいけんりゅう　三三
フック　フック　**一二八**
武帝　ぶてい　一一三
武霊王　ぶれいおう　五七
ブロイラー　ブロイラー　一八
文王　ぶんのう　五三
ヘッカー　ヘッカー　八一
扁鵲　へんじゃく　五二、**五三**、五三、**五四**、五四、**五五**、**五七**、**五八**、**六〇～六四**［「秦越人」も参照］
ホイヘンス　ホイヘンス　**一二八**
方広　ほうこう　二七、**六九**、七〇
穆公　ぼくこう　**五八**、**五九**

【ま】
曲直瀬道三　まなせどうさん　六六、七〇、一二二
真柳誠　まやなぎまこと　一〇四
マリア・テレジア　マリアテレジア　**一二九**
マルセ　マルセ　**一三四**
モレル　モレル　**一三三**

【や】
矢数道明　やかずどうめい　**二**
山脇東洋　やまわきとうよう　**一二二**
尤乗増　ゆうじょうぞう　八三
楊玄操　ようげんそう　六八
揚子　ようし　**一一五**［「揚雄」も参照］
揚雄　ようゆう　一一六、一一七

【ら】
ラゼーグ　ラゼーグ　**一三四**
羅天益　らてんえき　六七
李杲　りこう　**六六**、六七、一一五
李時珍　りじちん　二七
李中梓　りちゅうし　**八二**、八三
劉温舒　りゅうおんじょ　四〇、**一二一**
劉完素　りゅうかんそ　六七、六九
劉向　りゅうきょう　**六一**、六一
劉交　りゅうこう　六一
劉朱　りゅうしゅ　**六七**
劉叔淵　りゅうしゅくえん　六六
劉純　りゅうじゅん　四七、**六六**、六六、**七三**、**七六**
劉邦　りゅうほう　六一
廖文英　りょうぶんえい　一一四
林億　りんおく　四〇、**五二**、**一二一**
楼英　ろうえい　五〇
盧和　ろわ　六八

〈著者〉
香川修庵（かがわ　しゅうあん、一六八三～一七五五）
江戸時代の著名な漢方医学者。

〈監修者〉
濱田秀伯（はまだ　ひでみち）
東京出身。慶應義塾大学医学部卒業。医学博士。七九～八三年パリ大学サン・タンヌ病院へフランス政府給費留学。慶應義塾大学医学部精神神経科専任講師、准教授、客員教授、群馬病院長を歴任。六番町メンタルクリニック精神療法センター長。日本精神医学史学会理事長。専門は精神病理学、フランスの妄想研究。キリスト教人間学。著書『精神症候学第二版』『著作集ラクリモーサ』『精神病理学臨床講義第二版』（いずれも弘文堂）ほか。訳書『幻覚』（西村書店）、『狂気論』（弘文堂）ほか。

〈訳者〉
上宇都ゆりほ（かみうと　ゆりほ）
大阪出身。お茶の水女子大学文教育学部国文学科卒業。同大学大学院人間文化研究科（博士課程）単位取得満期退学（人文科学修士）。聖学院大学非常勤講師。専門は比較文化、日本文学（特に中世和歌）、精神医学史。著書『源平の武将歌人』（笠間書院）、『平清盛小事典』『吉川英治事典』『西郷隆盛事典』（いずれも共著、勉誠出版）ほか。

岩熊（旧姓：西村）**麻由美**（いわくま　まゆみ）
横浜出身。慶應義塾大学大学院社会学研究科修士課程修了（社会学修士）。北里大学看護学部兼任講師を経て跡見学園女子大学兼任講師。専門はパーソナリティ心理学、心理アセスメント、精神医学史。著書『パーソナリティの診断Ⅰ理論篇』『同　実践編』（共著、金子書房）、『精神科ポケット辞典【新訂版】』（共著、弘文堂）ほか。

一本堂行余医言《いっぽんどうこうよいげん》 巻之五《まきのご》
癇《かん》とその周辺《しゅうへん》

二〇一九年九月一日　第一版第一刷発行

〈著　者〉香川修庵
〈監修者〉濱田秀伯
〈訳　者〉上宇都ゆりほ、岩熊麻由美
〈発行者〉矢部敬一
〈発行所〉株式会社　創元社
本　社　〒五四一-〇〇四七　大阪市中央区淡路町四-三-六
電　話　〇六-六二三一-九〇一〇(代)
ＦＡＸ　〇六-六二三三-三一一一(代)
東京支店　〒一〇一-〇〇五一　東京都千代田区神田神保町一-二　田辺ビル
電　話　〇三-六八一一-〇六六二(代)
https://www.sogensha.co.jp/
〈印刷所〉太洋社

〈検印廃止〉
落丁・乱丁のときはお取り替えいたします。
ISBN978-4-422-41096-8　C3047

不食

不食證亦殆奇疾古今醫書未有明言及者以予所見及既餘三十人多是婦女而男子只有二三其證他無所苦只不思粇食或食麥飯或糯米粉或赤小豆或豆腐滓或偏好一種蒸果或終日不喫食餌而不飢自數日至數月以及數年然形體不瘦脉多平緩閒或苦癥或痞或痛著強與之食必吐不吐必痛投之湯藥亦多吐不吐則藥氣滿胸中煩悶多時其證萬態不可縷舉醫人不知此證強